면역력을 처방합니다

매번 먹는 진통제보다 강력한 면역 치료법

면역력을 처방합니다

초판 1쇄 발행 2019년 11월 26일
초판 5쇄 발행 2021년 11월 9일

지은이 정가영

발행인 백유미 조영석
발행처 (주)라온아시아
주소 서울특별시 서초구 효령로 34길 4, 프린스효령빌딩 5F

등록 2016년 7월 5일 제 2016-000141호
전화 070-7600-8230 **팩스** 070-4754-2473

값 16,000**원**
ISBN 979-11-90233-30-9 (03510)

※ 라온북은 (주)라온아시아의 퍼스널 브랜드입니다.

매번 먹는 진통제보다
강력한 면역 치료법

면역력을 처방합니다

정가영 지음

RAON BOOK

| prologue |

기능의학을 통해 강력해지는 내 몸 지킴이 면역 시스템

나는 어릴 때부터 추리소설을 좋아했다. 그래서 초등학생 시절 수업이 일찍 끝나는 토요일 오후, 집 근처 책방에서 《셜록 홈즈》 시리즈 또는 아가사 크리스티(Agatha Christie)의 추리소설 시리즈를 네댓 권씩 빌려왔다. 그러고는 침대 위에 엎드려 빌려온 책을 읽으면 새로운 이야기 속으로 빠져들곤 했다. 지금도 나는 범죄물, 스릴러물을 좋아한다.

추리소설이나 범죄 스릴러 영화는 대개 도입부에서 문제를 제시한다. 귀중품이 도난당했다거나, 사람이 살해당하는 등의 굵직한 범죄 사건이 소개된 다음, 뛰어난 탐정이 나타나 사건의 실마리를 풀어간다. 그는 보통 사람들이라면 무심코 지나쳤을 만한 것들도 놓치지 않고 예리한 관찰력으로 단서들을 모은다. 도저히 실마리를 잡을 수 없었던 사건도 천재 탐정의 추리를 통해 하나하나 사건의 퍼즐 조각을 맞춰가며 범인을 찾고 사건을 해결하는 과정은 나에게 카타르시스를 느끼게 했다.

아마 내가 기능의학에 푹 빠져들게 된 이유도 추리소설, 범죄 스릴러 영화를 좋아하는 것과 비슷한 맥락일 것이다. 소설 속 주인공처럼 나도 환자를 괴롭히는 병의 원인을 잡아내는 탐정이 되고 싶었다. 기능의학에서 환자를 면담하고 검사를 통해 단서를 모은 뒤, 그동안 쌓아온 진료 경험을 바탕으로 통합적으로 사고해 환자가 제시한 문제를 해결해나가는 과정이야말로 탐정이 단서를 모으고 사건을 해결하는 과정과 무척 비슷하다.

현대 서양의학의 의료 시스템은 진단명으로 환자의 상태를 규정하고 그에 맞는 약을 처방하도록 되어 있다. 이 시스템은 의료진에게는 매우 편리하다. 무슨 원인이든 진단만 제대로 내리면 되고, 그에 따른 치료는 모든 의사들이 공유하는 국제 표준 지침, 최신 프로토콜을 따르면 되기 때문이다. 설사 원인을 알고 있다고 해도 의사들은 그 원인을 교정하는 데 큰 비중을 두지 않는다. 예를 들어 역류성 식도염이나 위염의 경우 스트레스나 자기 직전까지 음식을 먹는 등 잘못된 식습관이 원인인 경우가 대부분인데, 그런 것을 교정하는 일은 환자가 할 일이고, 의사는 약만 잘 처방하면 된다고 생각한다. 사실 5분 진료가 보편화되어 있는 대한민국 의료 시스템에서 의사가 환자의 생활 습관을 자세히 묻고 어떤 부분을 개선하도록 자세히 코칭하기엔 시간이 턱없이 부족하다. 그래서 의사의 역할이 약 처방 중심으로 제한될 수밖에 없는 것이 현실이다.

한편 환자 혹은 환자 가족의 입장에서는 '내가 왜 이 병이 걸렸을까?'라는 물음이 항상 있다. 누구라도 같은 아픔을 다시 겪고 싶지 않기 때문일 것이다. 그러나 왜 이런 병에 걸렸는지 원인을 정확히 파악하는 것이 너무 어려워서 같은 병에 다시 걸린다. 약으로 잠시 증상을 눌러놓을 수는 있지만 원인이 확실히 교정되지 않으면 얼마 안 가서 재발한다. 지루 피부염이나 아토피 피부염, 알레르기 비염 같은 자가 면역 질환이 대표적인 예이다.

환자는 "대체 이 병의 원인이 뭔가요?"라고 묻는다. 의사들은 '면역력이 떨어져서' 혹은 '스트레스 탓'이라고 대답해주는데, 맞는 말이긴 하지만 확실한 대책을 세우기에는 애매모호하게 들린다.

만약 전문가인 의사들이 마치 탐정이 수사하듯 좀 더 체계적이고 정확하게 의학적으로 원인을 분석해주고, 또 병의 재발을 막기 위한 방법을 알려주면 얼마나 좋을까? 그 바람을 바로 기능의학이 들어줄 수 있다. 나는 레지던트 3년차 때 마치 운명의 상대를 만난 것처럼 기능의학을 만나 첫눈에 반했다. 오랜 세월 의사로서 품고 살았던 나의 갈증을 풀어주었고, 공부를 하면 할수록 궁금했던 것들이 조금씩 해결되면서 '나의 갈 길은 바로 여기구나!'라는 확신이 들었다.

기능의학에서 중점적으로 목표를 삼는 것이 바로 면역 시스템이다. 면역이야말로 거의 모든 건강상의 문제, 질병의 원인을 설명할 수 있는 공통적인 핵심 주제다. 사람들은 중년이 넘어가면서 건강 관리에 대한 관심이 많아지지만, 의외로 면역이 무엇인지 제대로 알고 있는 사람은 드물다. 면역력에 대해 잘 이해한다면 나와 내 가족의 건강을 질병으로부터 지킬 수 있다.

이 책은 크게 두 파트로 나뉘는데, 첫 번째 파트에서는 현대 사회를 살아가는 우리가 왜 면역력을 우선적으로 챙겨야 하는지 여러 가지 이유를 제시하고, 복잡하고 미묘한 면역 시스템의 실체를 좀 더 쉽게 이해할 수 있도록 비유를 통해 설명한다. 두 번째 파트에서는 첫 번째 파트에서 갖추게 된 면역 시스템에 대한 이해를 토대로 음식, 스트레스, 수면, 해독, 운동 등 생활 속에서 실천할 사항들에 대해 구체적인 지침들을 소개한다. 여기서부터는 손에 펜을 들고 꼭 실천해야 겠다고 생각하는 부분에 표시하며 읽기를 제안한다.

이제 이 책을 읽기 시작한 당신은 책을 덮을 때쯤이면 아마도 마음속에 몇 가지 숙제를 받게 될 것이다. 책을 읽는 동안 표시해두었던 페이지를 펼치고 밑줄 그은 내용들을 스마트폰 메모장이나 다이어리에 모아보자. 그러면 그 숙제가 한눈에 좀 더 명확히 들어올 것이다.

정리한 내용들이 이미 알고 있던 것들일 수도 있다. 그러나 "그렇게 먹으면 몸에 안 좋아", "운동해야 건강해진대"라는 누군가의 귀찮은 잔소리 또는 무심코 TV에서 들은 이야기와는 차원이 다를 것이다. 왜냐하면 그 숙제는 당신이 이 책을 통해 갖게 된 면역력에 대한 깊은 이해를 토대로 나의 생활 습관을 앞으로 어떻게 고쳐야 할지 스스로 파악해낸 것이기 때문이다.

이 책을 읽는 여러분께 당부하고 싶은 것은 단순히 의학적 지식을 얻는 데 그치지 말고 책에서 설명하고 있는 생활 속 건강 지침들을 숙제로 받아서 하나둘씩 실천해보라는 것이다. 그 결과 여러분들의 인생에서 이 책이 질병이 아닌 건강을 향해 삶의 방향을 전환하는 터닝 포인트가 되길 바란다.

정가영

차례

2장 면역력으로 몸의 균형을 유지하라

Part 2 어떻게 파워 면역력을 올릴 것인가?

1장 몸에 좋은 영양소를 찾아라

2장 질 좋은 수면과 스트레스 관리를 명심하라

3장 사방에 퍼져 있는 화학물질을 조심하라

4장 꾸준한 운동으로 몸을 가볍게 하라

Part 1

행복한 인생 설계는 면역에서 시작된다

1장

놓치기 쉬운 질병 예방법, 면역

01

약발로 버티는 직장인들

'감기과'라는 말을 들어본 적 있는가?

'감기'에 '과'라는 단어를 붙여놓은 것을 보고 '감기를 전문적으로 연구하는 과가 따로 있나?'라고 짐작하는 사람이 있을지도 모르겠다. 실은 그게 아니다. 개인병원들이 담당하는 진료 과목 중 감기 환자들을 주로 보는 가정의학과, 내과, 소아청소년과, 이비인후과와 같은 의원을 통칭하여 쉬운 말로 감기과라고 부른다.

감기약은 전문의 수련을 받지 않아도 의사라면 누구나 처방할 수 있는 간단한 처방약이다. 감기라는 질환 자체가 중한 질병이 아니고 처방하는 약의 종류도 제한적이며, 진료하기가 아주 어렵지도 않아서 의사들은 가장 기본적인 방법으로 환자들을 진료한다.

그래서인지 처방전을 보면 이 병원이나 저 병원이나 내용이 거의 대동소이하다.

몸의 신호를 무시하는 약 처방

의사가 아닌 지인들과 이야기를 나누다 보면 '여기 병원 감기약은 먹어도 별 효과가 없다', '이 병원의 약은 독한지 몰라도 효과가 좋다'는 등의 말을 많이 듣는다. 또 감기 환자 진료를 하다 보면 "일해야 되니까 몸살약 세게 지어주세요"라고 요청하는 사람들을 종종 만난다.

그런 경우 나는 약 처방을 해주면서 "물을 충분히 마시고, 잘 먹고 잘 쉬어야 감기가 잘 낫습니다"라는 말을 건네곤 한다. 그러면 "선생님, 그건 잘 알지만 쉴 수가 없어요"라는 한숨 섞인 말이 되돌아온다. 특히 30~40대 직장인과 워킹맘들이 그런 경우가 많다.

이런 환자들은 보통 직장에서 야근을 밥 먹듯이 하니 항상 피곤하고 스트레스도 많이 받는다. 그래서 면역력이 떨어졌기 때문에 감기 바이러스에 감염된 것이다. 몸은 '이렇게 계속 살다가는 큰일 나겠군'이라고 판단해, 몸의 주인이 충분히 쉴 때까지 '쉬어라!'고 계속 신호를 보낸다. 즉 몸에 기운이 쭉 빠지고 여기저기 쿡쿡 쑤시는 통증이 느껴지면서 손가락 하나 까딱하기 싫어진다.

그런데 회사는 변함없이 할 일이 많다. '지금은 쉬어야 해!'라는 신체의 요구에 따르고 싶어도 그럴 수 없다. 나도 늘 잠이 부족했던 전공의 시절, 몸살감기에 걸리면 병동으로 가서 진통제 주사를 맞고 버티면서 일했다. 어차피 맡겨진 업무를 처리해야 하니, 일하는 동안 불편함이라도 없애기 위해 증상들을 아주 강하게 눌러버릴 수 있는 약을 내 자신에게 처방했다. 그래야 일터에서 버틸 수 있으니까 말이다.

이러한 환자들은 비교적 효과가 센 진통제, 항염제를 포함한 약 처방을 원한다. 그 약을 먹고 '이제 좀 살 것 같네'라고 느끼며 직장에서 열심히 일한다. 그런 경우 당장은 별문제가 없을 수 있다. 몸이 보내는 모든 신호들을 철저히 무시하고 5년, 10년, 20년 열심히 회사의 요구에 부응해 회사에서 중요한 존재가 될 수도 있다.

그런데 내 몸은 어떻게 될까? 젊을 땐 몸을 보호하고 피로를 풀어주는 항산화 능력이 튼튼하고, 면역력을 뒷받침해주는 호르몬들이 왕성해 그나마 버틸 수 있다. 그러나 나이가 들수록 건강을 보호하는 호르몬들은 계속 감소한다. 그동안 무시했던 몸의 적신호들이 쌓이고, 또 활성산소의 지속적인 공격과 세포의 누적된 손상들이 모여 이곳저곳에서 문제가 발생하기 시작할 것이다. 그중 대표적인 것이 '암'이다. 이처럼 질병은 예고하고 찾아오지 않는다. 다만, 몸에서 힘들다는 신호를 보낼 뿐이다. 그러나 그 신호를 계속 무시하면 결국 질병을 마주하게 될 수밖에 없다.

약에 대한 환상에서 벗어나라

'약'이라면 무조건 몸에 좋다고 생각하는 사람들이 있다. 물론 나를 포함해 우리나라 대다수의 의사들이 처방하는 감기약을 폄하하려는 것은 아니다. 정말 아플 땐 진통제 한 알이 얼마나 소중하고 고마운 존재인지 모른다.

그런데 내가 먹는 약이 어떤 목적으로 처방돼 먹는 것인지, 또 어떤 부작용들이 있는지 전혀 모른 채 '약만 먹으면 몸이 낫겠지'라고 믿는 것은 그야말로 '판타지'다. 우리나라 사람들, 특히 70대 이상 연령층이 가지고 있는 약에 대한 판타지는 실로 엄청나서, 똑같은 성분인데도 색깔이나 모양이 조금이라도 달라지면 큰일 나는 줄 아는 환자들이 정말 많다. 특히 노년층 환자들은 별다른 건강관리는 하지 않으면서도 하루에 한 주먹씩 복용하고 있는 약이 자신을 살리고 있다고 굳게 믿는다. 반면에 극단적인 자연주의자들은 '약은 곧 독'이라는 생각으로 약을 적대시하기도 한다.

약에 대한 내 입장은, 꼭 필요할 때만 최소한으로 도움받기를 권한다. 왜냐하면 약은 영양제와는 달리 많이 먹으면 먹을수록 간에서 해독해야 하는 부담이 늘어나기 때문이다. 간의 입장에서 보면 오늘 처리해야 할 업무량이 늘어나는 것이다.

한 가지 종류의 약만 먹었다면 간이 별로 힘들지 않을 것이다. 그런데 그 가짓수가 늘어날수록 업무량은 기하급수적으로 늘어난다. 어떤 약은 간에서 해독을 담당하는 효소를 억제한다. 그러면 약의 종류에 따라서 두 알의 약을 먹었을 때 간이 느끼는 업무량은 1+1=2가 아니라 1+1=100이 되기도 한다. 게다가 간은 아무리 과로를 해도 힘든 티를 내지 않기 때문에 처음엔 괜찮다가도 어느 순간 한계치를 넘어서면 간세포의 손상으로 인해 간의 기능이 저하된다. 이 단계에서는 이미 회복되기가 무척 힘들다.

우리가 흔히 먹는 약들도 다 부작용이 있다. 어떤 사람은 항생제를 먹으면 온몸에 두드러기가 나거나 숨이 가빠지는 등 알레르기 반응이 나타난다. 일부 종류의 약은 장내 면역 시스템에 유해한 영향을 준다. 이것에 장기간 노출되면 몸에 이상을 초래할 수 있다.

한창 일해야 하는 나이대의 직장인일수록 약에 의존할 것이 아니라 간에 보너스도 주고, 영양제도 사 먹이고, 가끔씩은 휴가도 주자. 그래야 내 수명이 다할 때까지 간도 같이 갈 수 있다.

여기서 내가 하고 싶은 말은 약에 의존하는 태도, 약에 대한 맹신을 버리고, 몸의 주인답게 주체적으로 자기 몸을 챙겨야 한다는 것이다. 그렇다고 당신이 이렇게 일하다가는 암에 걸릴 수 있으니 미리 직장을 관두고 물 맑고 공기 좋은 데 가서 몇 달 쉬다 오라는 비현실적인 제안을 하는 것도 아니다.

이쯤에서 '면역 시스템(Immune system)'이라는 존재를 소개하고자 한다. 당신이 그동안 전혀 돌보지 않았던 당신의 몸을 묵묵히 챙기고 있는 면역 시스템은 지금 이 순간에도 열심히 일하고 있다. 24시간 불철주야 내 몸을 위해 일하고 있는 면역력에 힘을 실어준다면, 병에 걸리기 전에 미리 건강을 챙길 수 있다.

02

면역력이 곧 경쟁력이다

살신성인 vs 욜로, 워라밸

'살신성인'이라는 말이 있다. 자기 몸을 죽기까지 희생해 의로운 일을 행한다는 뜻이다. 목숨을 던져 나라의 독립을 위해 힘썼던 유관순 열사, 윤봉길 열사와 같은 분들이 바로 살신성인의 정신을 발휘하여 뜨겁게 산 분들이다.

그와는 다르게 요즘 유행하는 신조어 '욜로(YOLO)'라는 말이 있다. '인생은 한 번뿐이다'라는 뜻으로 'You Only Live Once'라는 말의 앞 글자를 따서 만든 말인데, 현재 자신의 행복이 중요하기 때문에 미래 혹은 남을 위해 자신의 삶을 희생하지 않는 라이프스타일을 뜻한다. 이 두 가지의 상반된 가치관이 가장 첨예하게 충돌하는 곳이 바로 회사와 같은 일터다.

사업체를 운영하는 고용주의 입장에서는 시간당 얼마로 책정된 급여를 주기 때문에 주어진 근무 시간 내에 많은 실적을 내는 직원을 채용하고 싶어 한다. 그래서 직원에게 회사를 위해 몸 바쳐 일하는 살신성인의 정신을 요구한다. 특히 우리나라 기업들은 이러한 경향이 두드러진다. 당장 직원 개인의 삶의 질을 희생하더라도 회사의 발전을 추구하는 것이 결국 그 직원 개인에게도 이득이라고 주장하면서 말이다.

그런데 요즘 회사를 다니는 30~40대들 직원들 중에는 욜로족들이 적지 않다. 워라밸(Work-life balance, 일과 삶의 균형)을 중요시하는 사람들이 점차 늘어나고 있다. 이들은 회사의 발전, 혹은 나의 미래보다는 지금 당장 삶의 질을 더 중요하게 여긴다.

이런 직원들은 고용주 입장에서 고용하지 말아야 할 대상일까? 절대 그렇지 않다. 회사 입장에서도 자신의 삶을 소중하게 여기면서 회사 일을 희생정신이 아닌 자아실현의 과정으로서 의욕적으로 즐겁게 할 수 있는 사람들을 오히려 진짜 인재로 여기고 채용해야 한다. 왜 그들이 진짜 인재일까? 그 이유를 이제부터 이야기하려고 한다.

면역력은
회사 발전 전략이다

미국 하버드대 경영대학원 연구에 따르면, 회사에서 직원들의 건강 관리에 1달러를 투자하면 결근율 감소, 생산성 향상 등으로 회사 전체에 돌아오는 이득이 3.6달러나 된다고 한다. 다국적기업 존슨앤드존슨의 경우 직원 건강 관리 비용으로 1달러를 사용했을 때 2.71달러의 의료비 절감 효과가 나타나, 실제로 2002~2008년 7년 동안 총 2억 5,000만 달러(약 2,625억 원)를 줄였다는 보고가 있다.

이 연구 결과를 뒤집어 해석하면, 잦은 야근과 야식으로 건강을 해치도록 일을 시키는 것이 결국 회사에 손해로 돌아온다는 말이다. 이제 기업들은 직원들의 저녁시간을 빼앗으면서까지 생산성을 올리려는 근시안적인 경영을 중단해야 한다. 앞서나가는 세계 유수의 기업들은 이미 야근이 오히려 회사에 손해인 것을 알고 있다. 그들은 직원들의 건강 관리에 투자하는 것을 단순히 복지를 위한 것이 아니라 회사 발전 전략으로 여기고 있다.

누구나 탐내는 인재는 희생을 강요하는 회사를 언제든지 떠날 준비가 되어 있다. 아무것도 모르는 신입사원으로 입사해 능력 있는 인재가 된 직원 하나가 떠나는 것이 회사에 얼마나 손해인지는 말해봤자 입만 아프다. 그 직원은 어디로 갈까? 자기 건강을 챙기면서 삶의 질을 누릴 수 있는 곳으로 갈 것이다. 반대로 내가 경영하는 회사에서 직원의 면역력을 챙긴다면 인재들이 거꾸로 이직해

오는 반가운 일이 생기지 않을까? 그렇게 회사의 경쟁력을 높일 수도 있을 것이다.

직원의 몸을 지탱해주고 있는 '면역력'을 잘 관리하고, 병에 걸리지 않게 해주는 '면역 시스템'이 원활하게 돌아가도록 북돋아주는 것이 중요하다. 이는 궁극적으로는 업무생산성을 높일 수 있는 경쟁력이 될 것이며, 회사의 경쟁력으로 이어질 것이다.

내가 아프면 나도,
회사도 모두 손해

과거에 비해 분위기가 조금 나아졌다고는 하지만, 종종 30~40대 직장인 환자들과 진료상담을 하다 보면 안타까울 때가 너무 많다. 한 제약회사 직원은 29세에 당뇨를 앓게 됐다. 그는 혈당도 제대로 관리하지 못하면서 업무 스트레스가 심하다며 담배도 끊지 못하고 있었다. 그런데 회사에서는 접대도 업무의 연장선상이다 보니 밤늦은 시간까지 과음이 일상이었다. 나는 진심으로 그 회사를 그만두고 직장을 옮기라고 조언하고 싶었으나, 차마 그럴 수 없는 현실이 안타까울 뿐이었다.

살신성인의 정신으로 저녁 없는 삶을 꾹꾹 참아가며 야근하는 직장인들에게 제발 자기 몸부터 챙기라고 말하고 싶다. 이기적으로 살라는 말이 아니다. 삶에 대한 본질적인 질문을 던져보라는 말이다. 지금 나의 저녁 없는 삶은 대체 누구를 위한 것인가? 내가 죽도록 일해야 회사가 혹은 내 가족이 살아간다고 생각하는가? 진짜로 내가 죽는다면, 혹은 심각하게 아프다면 나와 내 가족뿐만 아니라 나와 함께 일하던 동료, 직장상사, 회사 모두가 손해다. 진짜 능력자는 죽도록 일만 하다가 녹다운되는 사람이 아니다.

우울증으로 업무수행도가 떨어지고 어려움을 겪다가 회사를 관두는 회사원들이 생각보다 많다. 단지 다른 핑계를 대고 사직서를 제출하고 있기 때문에 겉으로 드러나지 않을 뿐이다. 우울증은 특별한 정신과 질환이 아니다. 몸이 힘들고 스트레스가 심하고, 면역력이 떨어져 장내 세균의 밸런스가 깨지면 흔하게 나타나는 것이 우울감이다. 우울증은 삶에 대한 만족도는 물론 업무 생산성을 떨어뜨리고, 서서히 회사의 경쟁력까지 약화시킨다.

면역력을 미리 챙기는 것이 진짜 프로다

당신은 현재 하는 일을 지금 1년만 하고 그만둘 것인가? 회사는 1년만 유지하면 그만인가? 그런데 우리나라 회사원들의 직장생활을 보면 마치 올해 1년만 하고 그만둘 것처럼 온몸을 바쳐 충성한다. 회사에서도 집에서는 잠만 자고, 휴가도 반납하고 회사에 오래 붙어 있는 사람이 당장 보기엔 충직해 보일지 모른다.

그러나 일과 삶의 밸런스가 깨진 상태가 지속되면, 그 사람은 오래 버티지 못한다. 인생은 장기전이다. 쉴 땐 쉬고, 잘 땐 자면서 현명하게 자신의 정서적·육체적 건강을 돌볼 줄 알아야 회사에 와서도 일을 더 효율적으로 잘할 수 있다.

건강한 신체에 건강한 정신이 깃든다. 모든 업종의 업무 생산성에는 건강이 뒷받침되지 않으면 제대로 할 수 없다. 힘겹게 쌓아온 커리어가 질병으로 인해 한순간에 무너진다면 얼마나 안타까울까! 진정한 프로는 아프지 않게 미리 면역력을 챙기는 사람이다.

03

재테크보다 중요한 노(老)테크, 건(健)테크

나는 결혼 전, 아니 첫째가 태어나기 전까지만 해도 재테크에 전혀 관심이 없었다. 그런데 첫아이가 태어나고 걸음마를 할 때쯤 되니 나도 모르게 부동산과 주식에 관심을 갖게 되었다. 매우 자연스러운 수순이었다. 내가 지켜야 할 존재가 눈앞에 보이니 위급한 상황을 대비해 재산을 모아야겠다는 생각이 들기 시작한 것이다.

그런 취지에서 사람들은 보험에 가입한다. 소위 자산관리사라고 불리는 사람들은 보험을 재테크를 뒷받침하기 위한 필수 요소라고 입이 마르도록 설명한다. "월급을 받으시면 적금과 펀드, 채권에 적절히 분배해 재산을 모으셔야 하고요, 그와 동시에 실손의료보험, 암보험으로 목돈이 깨질 수 있는 리스크를 관리하셔야 합니다"라고 말한다.

맞는 말이다. 큰 병에 걸리면 의료비 지출은 늘고, 경제활동이 중단되어 수입은 끊어진다. 이렇게 질병은 몸뿐만 아니라 경제적으로도 큰 타격을 초래한다. 그렇다고 보험을 꼼꼼히 가입해두기만 하면 '걱정은 걱정 인형에게 맡기세요'라는 한 보험사의 광고 카피처럼 그저 맘을 푹 놓을 수 있는 것일까?

질병으로 인한 재정 리스크의 최선책

우리나라 사람 세 명 중 한 명은 암으로 죽는다는 통계 결과가 일반인들 사이에 퍼지면서 암에 대한 경각심이 높아졌다. 그래서인지 암보험은 필수라고 이야기하는 사람들이 늘었다.

"누구나 나이 들면 암에 걸리는 것은 어쩔 수 없는, 그냥 당연한 일로 받아들여라. 이 상황에서 최선은 암보험이라도 꼭 붙들고 있는 것이다"라는 주장이 있다. 그러나 내가 볼 때 이런 생각은 지나치게 무기력하고 소극적인 대응이다. 결론부터 말하자면, 암에 걸리지 않기 위한 적극적인 예방법은 분명히 존재한다. 게다가 그것은 특별한 방법이 아니다. 나의 일상 속 생활 습관들을 건강한 방향으로 하나씩 바꾸어나가면 된다.

사실 우리는 모두 미처 진단받지 못한 암 환자다. 암세포는 늘 내 몸에 존재한다. 다만, 기특한 면역세포들이 암세포가 자라도록 가만두지 않기 때문에 내가 알아차리기도 전에, 즉 진단할 틈을 주지 않고 없어지는 것이다. 이 면역력이 제대로 기능하고 있도록 도와주면 암에 걸리지 않는 것이다.

그리고 암에 걸려서 보험금을 타면 얼마나 타겠는가? 그 돈으로 치료에 들어가는 모든 비용과 경제활동 중단으로 인한 기회비용, 그리고 치료 과정에서 겪는 수많은 스트레스와 정서적 고통을 모두 커버할 수 있을까? 설령 그렇다손 치더라도, 암에 걸리지 않고 보험금을 타지 않는 것이 훨씬 나은 시나리오다.

내 주위에는 "돈이 없을수록 보험은 더 잘 들어놔야 돼"라고 말하는 분들이 많다. 그렇게 매달 수입에서 꽤 묵직한 돈을 꼬박꼬박 보험금으로 납부하면서, 매일 하루 두세 잔씩, 때로는 대여섯 잔씩 믹스커피, 아니 '커피향이 나는 설탕물'을 꼬박꼬박 마시는 분들을 보면 참 안타깝다. 큰 액수의 보험금을 타기 위한 목적으로 보험에 가입한 것은 아니지 않은가!

보험에 가입하지 말라는 이야기가 아니다. 자동차보험에 가입했어도 사고를 내지 않기 위해 조심하는 것처럼, 암에 걸리지 않도록 평소에 건강을 잘 관리하는 것이 더 중요하다는 말이다.

질병으로 인한 경제적 리스크를 막기 위한 최선의 대책은 질병에 걸리지 않도록 내 몸을 직접 지키는 것이다. 면역력은 수많은 질병들로부터 나를 보호한다. 과거부터 지금까지 내가 큰 병에 걸리지 않고 지내온 것은 나의 건강을 지탱해주는 면역력 덕분이다. 앞으로도 이 면역력이 건재하다면 질병 때문에 보험금을 청구할 일도 거의 없을 것이다.

재테크보다 건테크, 노테크가 우선이다

매년 새해가 되어 사람들에게 소원이 무엇이냐고 물으면 첫 번째가 가족의 건강이라고 대답한다. 재테크의 목적도 이와 크게 다르지 않다. 우리 가족이 모두 건강하고 행복하게, 큰일을 잘 치르기 위해 돈을 모은다. 그래서 자녀들의 대학 등록금을 준비하고, 노후자금을 준비한다.

그런데 살다 보면 그렇게 모아놓은 돈이 엉뚱한 곳으로 흘러가 버리는 경우를 만나게 된다. 가족 중 한 사람이 덜컥 큰 병을 진단받게 되면 진료 및 검사 과정, 그 이후 재활 및 회복과정에 들어가는 간병비 등으로 노후자금을 다 써버리는 일이 비일비재하다. 천재지변이나 갑자기 발생한 사고는 어쩔 수 없지만 질병으로 인한 손실은 미리 관리함으로써 얼마든지 예방할 수 있다. 그것이 바로 '건테크'며 동시에 '노테크'다.

"나이는 숫자에 불과하다" 는 말이 있다. 요즘 이 말이 질병에 관련해서도 적용되고 있다. 내가 의대에 다니던 2000년대 초반만 해도 30대 암 환자는 무척 희귀한 케이스였다. 그러나 최근 주변에서 암을 진단받은 30대 환자를 비교적 흔하게 볼 수 있다. 아니 20대, 10대까지 진단받을 정도로 암 발생 연령이 점점 낮아지고 있다.

반면에 80~90대의 나이가 믿기지 않을 만큼 건강을 유지하며 제2의 전성기를 맞이하는 사람들도 많다. 1930년생인 일본 여류 소설가 미나가와 히로코는 40대 초반에 본격적인 작가 활동을 시작해, 2011년 80대의 나이로 장편 미스터리 《열게 되어 영광입니다》를 발표해 제12회 본격 미스테리 대상, 2013년 제16회 일본 미스터리문학대상을 수상했다. 현재까지도 미나가와 히로코는 왕성한 작품 활동을 이어가고 있다.

이처럼 건강하고 멋진 노후를 맞이하고 싶다면 건강할 때 건강을 챙겨야 한다. 지금 젊다고, 혹은 병이 없다고 삶의 우선순위에서 건강을 뒤로 이룬다면 나중에 분명히 후회하게 될 것이다. 가장 현명한 재테크와 노후 대비는 한 살이라도 젊을 때, 즉 바로 지금부터 건강을 제대로 관리하는 것이다.

04

웰빙의 5대 요소를 만들어주는 면역력

웰빙(well-being)이라는 말은 2000년대 처음 등장한 이후 엄청난 인기를 누렸다. 당시 마케팅 전략 중에는 '웰빙'이라는 단어가 들어가면 잘 팔린다는 공식이 나올 정도였다. 그럼 왜 그렇게 사람들은 웰빙에 열광했을까? 대한민국의 시대적 배경에서 그 이유를 찾아볼 수 있다. 우리나라는 고도성장기인 1960~1970년대를 거치면서 기적과도 같은 경제적 성장을 이루었으나 그 과정에서 국가의 경제성장이라는 가치에 밀려 다른 중요한 것들이 희생됐다.

그렇게 성장 제일주의를 따라가던 우리는 '황금만능주의' 사회를 만나게 됐다. 돈을 벌기 위한 목적에 반하는 것이라면 무엇이든 희생시키는 이 사회 속에서 사람들은 무엇인가 잘못되었다는 것을 인식하기 시작했다. 이러한 현대 산업사회의 병폐를 인식하는 배경에서 등장한 것이 바로 '웰빙'이라는 가치였다.

'웰빙'을 문자 그대로 해석해보면 '잘 있음'이라는 뜻이다. 우리는 과연 잘 살고 있을까? '웰빙'이라는 화두가 지금도 관심을 받고 있다는 것은 여전히 우리가 웰빙을 누리지 못하고 있다는 반증이 아닐까? 그렇다면 진짜 웰빙이란 뭘까?

갤럽 선정
웰빙의 5대 요소

미국 갤럽은 50년간 전 세계 성인 인구의 98%를 차지하는 150개국의 1,500만 명을 대상으로 웰빙 설문조사를 실시했다. 갤럽의 연구원들은 설문조사 결과 사람들이 국적, 신앙, 문화를 막론하고 공통적으로 인생을 통해 얻고자 하는 것을 발견했다. 그 내용을 정리한 것이 바로 '갤럽 선정 웰빙의 5대 요소(five essential elements)'이다.

웰빙의 5대 요소는 다섯 가지 테마의 웰빙으로 구성되어 있다. 매일 주어진 시간을 어떻게 보내며 자신의 직업을 즐기는가에 대한 직업적 웰빙, 나를 둘러싼 사람들과의 견고하며 끈끈한 인간관계인 사회적 웰빙, 재정을 효과적으로 관리해 스트레스가 줄어들고 안정성이 향상되고 있는가를 묻는 경제적 웰빙, 일상생활을 활기차게 영위할 수 있는 건강과 에너지에 관한 신체적 웰빙, 자신이 살고 있는 지역사회의 일원이라는 소속감을 가지는가에 대한 공동체적 웰빙으로 5대 요소가 구성된다.

미국 갤럽 사의 국제 활동 리더로 활동했던 톰 래스(Tom Rath)는 《웰빙 파인더》라는 책을 통해 이 다섯 가지 테마는 서로 유기적으로 연결되어 있으며, 어느 한쪽으로 치우치기보다는 고른 성취감을 나타낼수록 사람은 더욱 행복해 진다는 것을 알게 되었다고 말하고 있다.[1]

웰빙을 달성하기 위한 건강 밸런스

웰빙의 다섯 가지 테마를 잘 살펴보면 이 모든 것들이 서로 긴밀하게 영향을 주고받는 것을 알 수 있다. 영양학에서 5대 영양소를 골고루 섭취할 것을 강조하듯 행복한 삶을 위해서는 다섯 가지의 웰빙 요소가 골고루 충족되어야 한다. 그런데 기억해야 할 점이 있다. 이 다섯 가지 웰빙 요소 모두 건강한 면역력, 즉 건강의 밸런스를 필요로 한다는 사실이다.

직업적 웰빙이란 누가 더 빨리 승진하고 더 높은 연봉 수준을 달성하는가의 문제가 아니다. 우리가 인생에서 가장 많은 시간을 보내는 직장에서 주체성을 가지고 자기 일을 얼마나 즐기는가를 평가하는 항목이다. 만약 면역력이 떨어지고 늘 피곤한 상태가 지속된다면, 직장에 있는 동안 자연스럽게 시계만 들여다보게 되지 않을까? 사무실에서 일을 하는 시간이 그저 퇴근 이후, 주말을 위해 참고 견뎌야 하는 시간으로 여겨진다면 직업적 웰빙은 점점 더 멀어지는 허상이 될 뿐이다.

사회적 웰빙도 면역력과 밀접한 관련을 가진다. 건강한 신체는 건강한 정신을 위한 필수요소이다. 가족, 친구와의 관계에서도 편견이나 오해 없이 충만한 행복을 누리기 위해서도 정서적인 건강이 필요하다. 한편 가족, 친구와의 돈독한 관계는 스트레스를 낮춰 면역력을 유지하도록 도와주는 매우 중요한 요소이다. 사랑하는 사람들과의 대화만으로도 우리 몸에서는 옥시토신, 엔돌핀, 세로토닌 등의 호르몬이 활발히 분비된다.

경제적 웰빙도 단순히 부의 축적 능력만을 의미하는 것이 아니다. 재정 관리를 통해 스트레스를 줄이고 안정감을 갖는 것을 의미한다. 돈을 많이 벌기 위해 스트레스를 받으면서도 그 스트레스로 인한 면역력의 저하를 간과한다면 이것은 진정한 웰빙이 아니다. 《웰빙 파인더》에서는 경제적 웰빙을 위해 반대로 스트레스를 최소화하는 데 돈을 쓸 것을 제안한다. 이 부분은 특히 재정의 안정을 위해 자신의 몸을 돌보지 못하는 대한민국의 수많은 아버지들, 또 워킹맘들을 위해 제안하는 바이다.

공동체적 웰빙은 지역사회에서 얼마나 소속감을 갖는지를 평가한 항목이다. 지역사회에 기여하며 소속감을 느끼기 위해서도 자신의 건강을 잘 관리하며 면역력을 유지하는 것은 기본적이고도 필수적인 조건이다.

신체적 웰빙이란 건강한 생활 습관, 즉 건강한 음식과 적절한 운동, 그리고 수면을 통한 삶의 에너지 확보를 뜻한다. 신체적 웰빙은 다른 네 가지의 웰빙을 조화롭게 충족하기 위한 기초 체력, 에너지를 제공한다.

기능의학,
밸런스를 잡아주는 웰빙 의학

대한민국은 기업도, 개인도 '빠른 속도'에 최우선 가치를 두는 분위기이다. 해외에서 지내는 사람들이 가장 불편해하는 것 중 하나가 인터넷 쇼핑몰의 상품 배송, 전자제품 애프터서비스 등 한국에 비해 일처리 속도가 너무 늦다는 것이다. 사실 그들이 느린 것이 아니라 우리나라의 업무 처리의 속도가 유난히 빠른 것이다. 내가 세계를 돌아다니며 여행을 해보니 우리나라가 속도로는 거의 세계 최고 수준이다. 안타까운 것은 그만큼 모든 일을 빨리 해내야 하기 때문에 여유가 없다. 대부분의 사람들이 무언가에 쫓기듯 경쟁하듯 바쁘게 살아간다.

그래서 '웰빙', '워라밸'이라는 단어가 특히 한국 사람들에게 매력적으로 다가온다. 그렇지만 느림의 미학을 선망하면서도 정작 본인이 받는 모든 서비스는 최대한 빨리 해달라고 요구한다. 국내 인터넷 쇼핑몰 회사들의 택배 속도 경쟁은 한국 사람인 나조차도 놀라울 정도이다.

한국의 현대 주류의학도 마찬가지로 환자들의 '속도 기대치'에 부응하기 위해 바로 확실하게 효과가 나타나는 치료 위주로 발달되어 왔다. 원인이 무엇인지를 바로잡기보다는 일단 결과적으로 나타난 증상, 즉 나를 불편하게 하는 그 증상을 가라앉히는 치료가 중심이 된 것이다. 혈압이 왜 올라갔는지도 모르면서 일단 혈압 수치가 내려가면 안심을 한다. 이것을 한마디로 하면 '대증요법' 또는 '대증치료'라고 한다. 그러나 원인이 그대로 남아 있다면 그 증상은 반드시 재발한다. 이것은 여드름, 아토피 같은 질환부터 암까지 동일하게 적용되는 원리이다. 대증치료도 물론 중요하다. 나도 너무 아플 때 진통제 한 알은 세상에서 가장 고맙고 소중한 명약으로 느껴지는 경험을 해보았다.

그렇지만 대증요법만이 전부가 아니다. 환자들은 병이 재발하지 않는 근본적인 치료를 원한다. 그러려면 원인부터 찾아야 한다. 우리를 불편하게 하는 모든 증상은 내 몸 어디엔가 밸런스가 무너진 것이 원인이다. 그러나 현대 주류의학은 아직 밸런스를 바로잡는 원인 치료에 소극적이다. 증상의 근본적인 원인을 찾다 보면 대부분 환자의 잘못된 생활 습관에 기인한 것인데 그것을 고치는 것은 환자의 몫이라고 생각하기 때문이다.

그러나 기능의학은 환자가 호소하는 증상의 주된 원인이 무엇인지 찾기 위해 꼼꼼한 상담과 기능의학적 검사로 밸런스부터 체크한다. 그리고 인체의 자가 방어 능력인 면역력을 바로 세우는 것으로 치료를 시작해나간다. 기능의학적 치료란 기존 의학의 대증 치료처럼 의사가 주는 약이나 주사만 치료의 전부로 여기고 증상이 좋아지기를 마냥 기다리는 방식이 아니다. 환자 자신이 주체적으로 자신의 문제를 이해하고, 이를 해결하기 위해 자신의 생활 습관을 혁신적으로 바꾸어나가는 것이 기능의학적 치료의 핵심이다.

기능의학 의사의 역할은 현재 어떤 쪽의 밸런스가 깨진 것인지 검사를 통해 구체적인 상태를 파악시켜준다. 이를 바탕으로 생활 습관의 교정을 제시하고 더불어 면역력을 높이고 치료를 돕기 위한 영양 치료를 병행한다. 또 환자가 스스로 생활 습관을 바꾸고 그 변화를 잘 유지하도록 격려하고 돕는다. 즉 의사는 코치가 되고 환자는 선수가 되는 것이다. 선수가 훌륭한 코치를 만나야 좋은 성적을 내는 것처럼, 기능의학적 치료가 성공적으로 이뤄지기 위해서는 환자의 상태를 잘 파악하는 주치의를 만나야 한다.

기능의학적 치료는 증상이나 측정 가능한 현상만을 치료 목표로 삼는 대증치료보다는 시간이 걸린다. 그렇지만 잘못된 생활 습관이 오랜 세월 누적되어 나타난 문제를 몇 가지의 약으로 며칠 만에 해결하겠다는 것은 어불성설이라 생각한다.

이제는 환자들도 대증적인 약의 한계와 부작용에 대한 이해도가 점점 더 높아지고 있다. 대증치료만으로는 진정한 웰빙을 추구할 수 없다. 조금은 시간이 걸리더라도 면역을 정상화시키고, 밸런스를 잡아준다면 이전보다 더 나은 삶을 살 수 있을 것이다.

05

4차 산업혁명과 초고령화 시대에서 살아남기

지금 우리는 4차 산업혁명의 파도가 밀려오는 것을 보고 있다. 4차 산업혁명이란 인공지능, 로봇공학, 사물인터넷(IoT)을 비롯해 자율주행차량, 3D프린팅, 나노기술, 바이오기술 같은 새로운 기술들이 몰고 올 혁명적인 변화를 지칭하는 말이다.

4차 산업혁명이 이슈화 되면서 사람들이 가장 관심을 가지는 것은 '직업', '일자리'의 변화이다. 실제로 세계경제포럼(WEF)은 2016년 <일자리의 미래>라는 보고서를 통해 '기술의 발달로 인해 향후 5년간 15개 선진국에서 510만 개 이상의 일자리가 사라질 것'이라고 전망했다.

미래학자 토마스 프레이(Thomas Frey)는 앞으로 인공지능이 간단한 일들을 대체할 것이고, 약 20억 개의 일자리가 없어지면서 사람들은 단순노동에서 해방될 것이라고 말했다. 그 대신 사람들의 직업은 새롭고 다양한 일로 대체될 것이라고 전망했다. 또한 고령화 사회가 되고 인공지능의 발달로 인해 많은 일자리가 바뀌게 됨에 따라 2030년까지 사람들은 8~10번 정도 일자리를 바꾸게 될 것이라고 예측했다.

지금 우리나라에도 새로운 직업들이 속속 등장하고 있다. 유튜브 크리에이터, 인플루언서 등 요즘 어린이들의 장래 희망은 내가 어릴 때 생각했던 것들과는 무척 다르다.

인생 2막을 꿈꾸고 있다면 건강수명을 잡아라

통계청의 〈고령자의 활동제약과 건강수명〉 이슈 분석 보고서에 따르면, 우리나라는 OECD 회원국 35개국 중 고령화가 가장 빨리 진전될 것으로 예상되었다. 우리나라의 80세 이상 초고령 인구의 비중은 2015년 2.6%에서 2050년 14.0%로 4배 이상 증가할 것이라는 것이 OECD의 전망이다.

실제로 우리 주변을 둘러보면 90세 넘는 나이에 정정하게 삶을 영위하고 계신 어르신들이 꽤 많다. 100세 시대를 넘어 120세 시대가 온다는 말도 들린다.

4차 산업혁명과 맞물린 고령화 시대라는 배경 속에서 우리는 앞으로 어떤 삶을 살게 될까? 과거에는 일평생 한 가지 직업을 가지고 사는 것이 보편적인 직업인의 모습이었다면, 앞으로는 평생 하던 일에서 1차 은퇴한 뒤 새로운 직업을 가지고 제2의 전성기를 맞이하며 활기차게 인생을 살아가는 사람들이 늘어날 것이다.

그래서인지 요즘 실버 모델이 인기다. 평생 모델과 전혀 관련 없는 직업을 갖고 살았으나, 60대 혹은 70대의 나이로 모델이라는 새로운 분야에 도전장을 내미는 분들이 많다. 유럽 등 해외에서는 젊을 때부터 지속적으로 활동을 이어온 고령의 모델들은 많지만, 최근 우리나라에서는 이와 다른 새로운 형태의 실버 모델들이 두각을 나타내기 시작했다.

KT 5G 모델로 유명해진 시니어 모델 김칠두 씨는 생계를 위해 순대국집을 운영하다 2018년 60대의 나이로 데뷔하여 1년 반 만에 광고와 패션쇼에서 주목받는 스타로 떠올랐다. 그의 도전과 활약은 60~70대들로 하여금 제2의 인생으로 모델을 꿈꾸게 하고 있다. 그래서 시니어 모델을 양성하는 클래스의 문을 두드리는 수강생들이 최근 늘어나고 있다.

70대 박막례 할머니는 구독자 80만 명을 돌파한 유튜브 크리에이터이다. 평범한 할머니에서 국제적인 스타 유튜버로 변신한 박막례 할머니의 스토리는 매셔블, 로이터 통신, 워싱턴 포스트까지 다양한 해외 매체들에서 다뤄졌다. 박막례 할머니는 샌프란시스코에 있는 구글 본사의 초청을 받아 방문하기도 했다.

인생 2막, 제2의 전성기를 꿈꾼다면 평균 기대수명의 증가만으로는 부족하다. 기대수명보다 더 중요한 개념이 바로 건강수명이다. 건강수명이란 기대수명 기간 중에 질병 또는 장애를 가진 기간을 제외한 수명을 일컫는 말로 신체적으로나 정신적으로 특별한 이상 없이 건강하게 살 수 있는 연령이 몇 살까지인지를 보여주는 용어이다.

다행스럽게도 한국인의 건강수명은 2000년 68.1세에서 2016년 73세로 5년 정도 늘어났다. 그러나 2017년 한국인 기대수명은 82.7세로 아직은 기대수명과 건강수명의 차이가 꽤 크다. 어딘가 아픈 상태로 누군가의 보살핌을 필요로 하는 기간이 그만큼 길다는 뜻이다. 이 기간을 줄이고, 건강수명이 기대수명에 가까워질수록 노년기를 멋지고 활기차게 보낼 수 있다.

우리나라보다 더 먼저 초고령화 사회를 맞이한 일본에서는 헬스 클럽에 다니는 시니어가 늘고 있다. 특히 60대 후반부터 70대 초반 연령대가 두드러지고 있으며, 운동 습관을 붙여 건강수명을 늘리기 위한 노력을 하고 있다고 한다.

노노족이 될 것인가?
노인이 될 것인가?

'노노족'은 아니다의 노(No)와 노인의 노(老)를 합친 합성어로 늙지 않은 노인, 늙었지만 젊게 사는 노인을 뜻하는 말이다. 이들은 건강한 체력을 바탕으로 젊은 세대 못지 않은 활동력을 보이며, 규칙적인 운동과 식생활로 체력과 건강, 젊음을 유지하기 위해 노력한다. 또한 여행과 취미 활동도 적극적으로 즐긴다. 이처럼 활기찬 노년기를 보내는 사람들을 '액티브 시니어(active senior)'라고 부르기도 한다.

우리나라의 기대수명과 건강수명이 늘었다고 하니 나도 당연히 그렇게 될 것이라고 생각하면 오산이다. 지금 60~70대는 우리와 달리 어릴 때 햄버거, 피자 등 패스트푸트와 과자, 사탕 같은 가공식품에 노출되지 않은 세대이다. 또 어린 시절 청정한 산과 들에서 뛰어놀았던 세대라는 점에서도 건강 면에서 지금의 20~40대와 매우 다르다.

30대 암 환자가 너무나도 흔해진 이 시대를 바라볼 때, 지금 20~40대의 노년기는 아마도 양 극단을 모두 보여주지 않을까 생각해본다. 여러 가지 질병으로 인해 힘없이 요양병원에서 노년기의 대부분을 보내는 사람들이 있는가 하면, 노년기에도 활발한 경제활동을 하며 젊게 살아가는 액티브 시니어들도 있을 것이다.

액티브 시니어, 노노족으로서 제2의 전성기는 꾸준히 건강을 관리해온 사람들에게만 주어지는 특권이 될 것이다. 노화를 늦추고 신체와 정신의 활력을 유지하는 비결은 바로 면역력에 있다. 면역력은 질병으로부터 우리를 지켜주어 인생 제2막, 아니 제3막을 제대로 펼칠 수 있게 뒷받침해주는 필수 요소이다. 여기서 기억해야 할 사실은 우리가 지금 무엇을 먹고 오늘 어떤 방식으로 생활하는지가 면역력에 중대한 영향을 미친다는 사실이다. 매일 출퇴근길에 15분이라도 일부러 걷는 사람과 운전만 하고 다닌 사람의 작은 습관 차이는 그들의 맞이할 노년기의 모습에서 큰 차이로 나타날 것이다.

우리는 머지않아 4차 산업혁명의 시대와 함께 초고령화 사회를 맞이하게 될 것이다. 이러한 변화의 흐름 속에 능동적으로 적응하며, 자신만의 경쟁력을 갖추기 위해, 또 새로운 변화를 여유롭게 받아들이며 즐길 수 있으려면 우선 건강이 뒷받침되어야 한다.

그리고 건강을 유지하기 위한 헬스케어의 핵심은 면역력이다. 수많은 질병으로부터 우리의 몸을 지켜주는 파워 면역력을 갖추는 것은 초고령화 시대를 앞둔 우리에게 선택이 아닌 필수다.

06

전 세계적인 의학 트렌드, 기능의학

허상으로 밝혀진 유전자 결정론

1990년 10월에 시작된 인간 게놈 프로젝트(Human Genome Project)는 인간의 유전자 정보를 100% 분석하여 인간 유전자 지도를 완성하는 것을 목표로 출발했다. 당시 18개국 350여 개 연구소가 참여한 엄청난 규모의 국제적인 공동 연구가 진행되었다. 사람들은 게놈 프로젝트가 인류에게 질병을 극복하고 생명의 신비를 풀 수 있는 열쇠를 쥐어줄 것이라고 기대했다.

10년 남짓한 기간 동안 유례없는 인적, 물적 자원이 투자되어 유전자 지도가 완성되었다. 그리고 2001년 2월 13일 인간 게놈 프로젝트의 완성이 발표되었다. 그러나 결과는 허무했다. 인류의 질병 극복에 도움이 되는 내용은 유전 질환 몇 가지 외에는 없었다.

인간 게놈 프로젝트의 최종결과를 발표한 크레이그 벤터(John Craig Venter) 박사는 솔직하게 연구 결과에 대한 자신의 견해를 다음과 같이 밝혔다.

"인간의 모든 특성이 게놈 속에 '영구기록(hard-wired)'되어 있다는 유전자 결정론, 그리고 인간 게놈의 염기서열에 대한 완전한 지식을 얻으면 인간의 변이성을 인과적으로 완전히 설명할 수 있다는 환원주의, 이 두 가지는 반드시 피해야 할 잘못된 생각이다."

그러면서 그는 인간의 놀라운 복잡성과 다양성은 유전 코드로 환원될 수 없으며, 인간을 구성하는 데에는 환경이 더 중요하다고 말했다. 인체에서 일어나는 모든 일이 유전자에 담겨 있다는 생각을 대중에게 퍼뜨렸던 인간 게놈 프로젝트의 최종 결과가 아이러니하게도 유전자 결정론의 근거를 허물어버린 셈이다.

장내 미생물의 놀라운 발견

게놈 프로젝트의 참패로 유전자가 전부가 아님을 일찍이 깨달은 과학자들이 그다음 관심을 돌린 영역은 다름 아닌 '미생물'이었다. 이제 사람의 유전자 대신, 사람 몸에 살고 있는 모든 미생물들의 유전자를 분석하기 시작했다.

미국 국립보건원(NIH)에서는 2007년 인간의 몸에 살고 있는 미생물의 유전체를 밝히는 휴먼 마이크로바이옴 프로젝트(HMP: Human Microbiome Project)를 진행했다.[2] 또 유럽 8개국은 2008년 1월부터 2012년 6월까지 MetaHIT 프로젝트(MetaHIT: Metagenomics of the Human Intestinal Tract project)를 진행했다.[3]

HMP와 MetaHIT의 연구 프로젝트가 진행됨에 따라 신기하고도 놀라운 결과들이 하나둘씩 쏟아져 나왔다. 미생물이 인간의 건강에 기여하는 활약상은 네이처, 사이언스 등 공신력 있는 과학 잡지에 속속들이 실리면서 세간의 주목을 받기 시작했다.

현대의학으로는 이해할 수 없었던 수수께끼들이 장내 미생물이라는 열쇠로 하나둘씩 풀려갔다. 그중 가장 이슈가 되었던 내용 중 하나는 '많이 먹어도 날씬한 체질과 물만 먹어도 살이 찌는 체질이 어떤 차이에 의한 것인가?'[4]였는데 이 해답도 미생물 프로젝트를 통해 밝혀졌다.

그뿐만이 아니다. 아토피성 피부질환, 염증성 장질환, 비만, 당뇨, 인슐린 저항성, 치매, 우울증까지 건강 문제 중 미생물이 연관되지 않는 것을 찾기가 더 어려웠다. 이처럼 미생물 연구는 중요 질병들에 대한 통찰력을 기대 이상으로 내놓았다. 모두의 기대 속에 출발한 게놈 프로젝트가 내놓은 밥상에 먹을 것이 없었던 반면, 그에 비해 크지 않은 관심 속에서 조용히 진행된 미생물 프로젝트는 푸짐한 진수성찬과 같은 성과를 보여준 것이다.

이처럼 미국, 유럽의 과학자들이 연구한 결과 장내 미생물이 면역 시스템에서 핵심적인 역할을 감당한다는 점이 입증되자, 기능의학은 이 내용을 환자의 치료에 가장 빠르게 반영했다. 기능의학 병원들은 내원하는 환자들 대부분의 장내 미생물을 점검하고 교정하면서, 건강을 위한 더 나은 해결책을 제시하고자 했다. 그리고 많은 환자가 기능의학적 치료를 통해 면역 시스템을 재정비함으로써 약을 줄이거나 끊으면서 진정한 건강을 찾아갔다.

일생이 담겨 있는 후성유전학의 등장

게놈 프로젝트의 한계를 직면한 과학자들은 더 이상 유전자가 우리의 삶을 좌지우지하지 않고, 유전보다 환경이 더 중요하다는 것을 깨달았다. 이러한 배경에서 그들의 관심은 '후성유전학'으로 옮겨 갔다. 후성유전학이 주는 메시지는 '나의 인생은 부모에게 받은 유전자에 따라 결정되지 않는다. 내가 어떤 방식으로 살아가느냐에 따라 얼마든지 나의 삶을 개척해나갈 수 있다'는 것이다.

후성유전이란 부모에게 물려받은 DNA 염기서열 자체가 변화되지는 않지만, 유전자 발현에 영향을 미치는 DNA를 둘러싼 구조물이 변화하여 후대에 유전되는 현상이다. 쉽게 말해 내가 살면서 만나는 후천적인 삶의 경험들이 유전 정보로 저장되어 자녀와 손자, 그 후대까지도 영향을 준다는 뜻이다.

후천적인 요인에 의한 유전 정보의 변화는 일생을 통해 이루어진다. 내가 지금 흡연을 하거나 다이어트를 하거나 또는 스트레스를 받는 것까지도 세포의 후성유전적 기억에 저장된다.

기능의학은 후성유전학이라는 최신 학문을 적극적으로 반영했다. 기능의학 의사들이 그렇게 생활 습관의 변화를 강조하며 시시콜콜 환자들의 식단까지 관여하고 잔소리하는 이유가 바로 후성유전학에 있다.

과거의 의학은 유전자 결정론의 영향을 많이 받았다. 내가 의대를 다니고 있을 때만 해도 인간 게놈 프로젝트가 이렇게 허무하게 끝날 줄 아무도 몰랐으며, 유전자 치료가 질병 치료에 대한 획기적인 발전을 이루어 줄 것이라는 엄청난 기대가 있었다. 그래서 2000년대 이전에 의대를 졸업한 이후, 리뉴얼된 최신 의학을 공부하지 않는 의사들은 설명되지 않는 모든 질병과 증상의 원인을 아직도 유전이라고 이야기하고 있다.

얼핏 보면 영양과 운동, 수면을 강조하는 기능의학이 약과 수술을 강조하는 기존 주류의학에 비해 뭔가 명확하지 않고 과학적이지 않은 것처럼 오해받는다. 그러나 그 배경을 자세히 들여다보면 이처럼 최신 의과학인 후성유전학을 앞서서 반영하고 있음을 알 수 있다.

내가 2011년에 서재걸 박사님과 함께 병원에서 유산균과 비타민D, 오메가3 등으로 환자들을 치료하고 있을 때만 해도 한국의 주류 의학에서는 근거가 부족하다면서 별 관심을 보이지 않았다.

그러나 지금은 어떤가? 오메가3는 전문의약품으로 처방되기도 하며, 대부분의 병의원에서 유산균을 처방하며, 비타민D 주사를 원내에 들여놓았다.

사실 이러한 영양 치료의 근거 논문들은 2000년대 이전부터 충분히 마련되어 있었다. 다만 주류 의학은 세계적인 의학의 흐름과 변화에 대해 별 관심이 없었고 자신만이 최고라는 태도를 고수하느라 그야말로 근거 없이 기능의학의 영양 치료를 비판했다. 그 결과 부작용도 없고 환자들에게 도움이 되는 최신 치료 방법들이 국내에 늦게 소개됐다. 현재는 전 세계적인 큰 흐름에 따라 우리나라에서도 기능의학에 대한 긍정적인 관심이 늘고 있다. 하지만 여전히 비주류라는 이유로 주목받지 못하는 것이 현실이다.

기능의학은 세계적으로 가장 앞서나가는 트렌디한 의학이다. 전 세계 과학자들의 최신 연구인 미생물 프로젝트와 후성유전학을 가장 적극적으로 반영해 환자들의 삶을 개선하는 데 응용되고 있다. 지금은 소수의 사람들만 기능의학의 장점을 알고 있지만, 앞으로는 점점 더 많은 사람들이 기능의학을 통해 면역력을 회복하는 건강한 삶을 누리게 될 것을 기대해본다.

07

무심코 지나쳐 버리는 생활 속 질환

면역력 부족을 알리는 가장 친숙한 경보, 몸살

내 몸의 면역력이 떨어져서 질병을 향해 가는 속도가 빨라질 때, 이를 알아차릴 수 있는 '지표'들이 있다. 신체에 나타나는 일종의 경보, 알람이기도 하다.

가장 흔한 알람 지표는 '몸살'이다. 누구나 몸살을 겪어봤을 것이다. 과도한 업무의 연속으로 며칠 혹은 몇 주 이상 스트레스 받으면서 수면 부족이 이어지는 경우, 즉 나의 체력의 한계를 넘는 '무리'를 지속하게 되면 흔히 나타나는 현상 중 하나가 몸살이다.

몸살이 오면 전신의 근육, 관절 마디마디가 쿡쿡 쑤신다. 그와 동시에 힘이 쭉 빠지는 무기력감이 찾아온다. 손가락 하나 까딱하기 싫고, 그냥 눕고 싶고, 쉬고 싶은 욕구가 강해진다. 이것은 내 몸에서 "이젠 제발 좀 쉬어!"라고 외치는 신호이다.

교통 신호를 무시하면 교통사고가 난다. 폭염주의보, 강풍주의보와 같은 날씨 경보를 무시하면 신변에 문제가 생긴다. 이처럼 내 몸에 나타나는 알람 신호를 무시하면 면역 시스템에 더 큰 문제가 생겨 결국 중대한 질병의 위협에 놓이게 된다.

입병은
알람 신호다

내가 재수학원에 다닐 때의 일이다. 쉬는 시간이나 자습시간에 종종 '으악!' 하고 고통을 호소하는 외마디 소리가 들리곤 했다. 나와 같은 반 친구의 소리였다. 그 친구는 늘 입병, 구내염을 달고 살아, 구강 점막의 구멍이 난 부위에 약을 발라 달라고 다른 친구들에게 부탁을 하곤 했다. 그 순간 너무 쓰라리고 아파서 비명소리가 나오지만 그 방법이 가장 빨리 낫는다며 종종 자가 치료를 하곤 했던 친구가 생각난다.

진료실에서 환자를 보다 보면 이 친구처럼 피곤할 때마다 입안에 구멍이 뚫리는 사람들을 종종 보게 된다. 구강 점막에 흰색의 구멍이 뚫려서 입을 움직일 때마다 쓰라리고 아픈데, 이 질환의 정식 명칭은 아프타성 구내염이다. 주로 젊은층에 자주 발생하며 워낙 재발을 잘해서 '재발성 아프타성 궤양'이라고도 불린다.

그리고 피곤할 때마다 입 주변에 작은 폭탄을 맞는 사람들도 많다. 입꼬리 옆쪽이나 입술 위로 작은 수포 몇 개가 옹기종기 함께 올라온다. 그것이 나중에 터져서 나온 누런 진물이 흘러서 입 주위의 피부에 누렇게 눌러 붙기도 한다. 헤르페스(Herpes)라는 종류의 바이러스에 의해 생기는 단순포진(herpes simplex)으로, 헤르페스 구순염이라고도 한다.

면역력의 문제는 이처럼 피부로 나타나는 경우가 많다. 특히 헤르페스는 체내 신경 조직에 숨어서 조용히 살고 있다가 우리 몸의 면역 시스템이 약해졌을 때 극성을 부린다. 이런 것을 '기회감염'이라고 한다. 내 몸에 기회감염이 나타났다는 것은 그만큼 나의 면역력이 약해졌다는 것을 알려주는 경보이다.

입병이 생겼다면 약해진 나의 면역력을 올려주기 위한 노력을 해야 한다. 우선 가능한 쉬어야 한다. 새벽 1~2시 이후에 잠드는 습관을 고치고 면역력을 높이는 데 도움이 되는 영양소를 식품을 통해 골고루 섭취하길 권장한다. 인스턴트 음식 위주의 식생활을 하고 있다면 반드시 개선할 필요가 있다. 또한 중요한 것은 스트레스를 다스리고 관리하는 방법을 적극적으로 찾는 노력이 필요하다.

변비,
가장 흔한 신호

최근 친한 친구의 동생이 암 진단을 받았다. 30대 중반의 나이에 갑상선암을 진단받은 것이다. 기능의학적인 면에서 도움을 주기 위해 개선해야 할 생활 습관이 있는지 여러 가지를 물어봤는데, 평소에 군것질도 별로 하지 않고 나름대로 건강한 식습관을 유지하고 있다고 대답했다. 그런데 그 옆에 있던 내 친구가 한마디를 덧붙였다. "그런데 얘가 어릴 때부터 변비가 심했어. 대변 한번 보려면 오래 걸리고, 그것도 토끼 똥처럼 딱딱하게 나와. 그런 지 엄청 오래됐어."

환자 본인은 현재 배변 활동을 촉진시켜준다고 하는 푸룬주스의 힘을 의지해서 변을 보고 있다고 덧붙였다. 그러면서도 자신의 오래된 질환 '변비'를 적극적으로 고쳐야 한다는 생각은 하지 않았고, 그저 무심하게 넘겨왔던 것 같다.

나는 우선 현미밥과 함께 생채소를 많이 먹도록 하여 섬유질의 섭취를 본격적으로 늘릴 것과 당분이 많이 들어 있는 푸룬주스 대신 채소, 과일을 갈아서 만든 해독주스를 권했다. 그 후 얼마 되지 않아 10년이 넘도록 고쳐지지 않았던 변비가 사라졌다.

학술적으로 따지자면 변비의 원인은 여러 가지가 있겠지만, 가장 흔한 원인은 섬유질 섭취의 부족이다. 그리고 이와 더불어 스트레스도 장운동을 정체시키는 데 한몫을 한다. 스트레스로 잠도 제대로 못 잔다면 간의 생체리듬이 깨져서, 장운동이 활발하도록 돕는 담즙이 잘 생성되지 않는다. 또 섬유질의 부족과 스트레스는 장내 미생물의 불균형을 초래한다. 담즙의 부족과 장내 미생물 불균형이 결국 변비라는 증상으로 나타나는 것이다.

따라서 내가 자주 변비를 경험한다면 이것은 나의 생활 습관 중 어딘가에 밸런스가 깨져 있다는 알람 신호로 받아들여야 한다. 우선 장내 미생물의 구성에 문제가 생겼는지, 나의 식단에 섬유질이 부족하지 않은지, 스트레스가 과도한 상태는 아닌지, 혹은 불필요하게 늦게 자는 습관을 유지하고 있는 것은 아닌지 생활 습관을 점검해야 한다.

변비가 있다면 담즙에 섞여서 대변을 통해 배설되어야 할 호르몬, 콜레스테롤, 환경 독성물질들이 원활하게 배출되지 못하고 있다는 뜻이다. 또 변비가 있으면 장내에 변이 머무는 시간이 길어진다. 장은 면역세포들이 가장 많이 모여 있는 최대의 면역기관이기도 하다. 따라서 변비가 있다는 것은 면역세포들이 독성 물질들과 만나는 시간이 길어진다는 뜻이기도 하다. 그 결과 우리 몸에 불필요한 염증들이 많이 생긴다.

내 몸이 주는 신호에 즉각 반응하라

앞서 설명한 예시들은 모두 우리 몸의 면역력과 밀접한 관련을 가진다. 우리의 건강을 위협하는 질병들 중에 면역력과 관련되지 않는 것은 거의 없다. 원인균이 명확한 감염성 질환들도 우리 몸의 면역력 상태에 따라 치료 경과에 확연한 차이를 보인다. 예를 들어 에이즈(AIDS, 후천성 면역결핍 증후군)는 말 그대로 면역이 결핍되는 질병이다. 에이즈를 일으키는 바이러스가 면역세포 중 T림프구라는 세포를 파괴함으로써 병이 진행됨에 따라 면역 시스템이 무너지게 된다. 즉 병원균에 대항하고 암세포를 수색해 없애야 할 군인들이 하나둘 죽어나가는 상황인 것이다. 이는 국방부가 없는 국가와도 같아서 작은 공격에도 치명타를 입고 사망에까지 이를 수 있다.

면역력은 고정되어 있지 않다. 내가 먹는 음식, 만나는 사람들과의 대화, 날씨, 수면의 양과 질 등 여러 가지 생활 방식과 환경에 따라 시시각각 변한다. 이것을 매 순간 모니터링할 방법은 없지만, 또 그렇게까지 예민해질 필요도 없다. 내 몸의 면역 시스템은 나보다 훨씬 더 똑똑해서 사소한 문제들은 알아서 처리한다. 다만 주인인 나에게 알려야 할 것이 있을 때 이런저런 증상을 나타내 보인다. 큰 병으로 가기 전에 미리 알려주는 것이다.

앞서 설명한 몸살, 입안과 입 주위 병, 변비와 같이 사소하게 여겨지는 질환들을 무시하지 말아야 한다. 이것들을 내 생활 습관을 돌아보고 몸을 챙겨야 할 때가 왔음을 알려주는 알람으로 인식하는 것이 건강한 면역력을 갖기 위한 첫걸음이다.

08

우리가 속고 있었던 건강함의 실체

부모님의 환갑, 칠순 때 종합 검진 상품을 선물하는 사람들이 있다. 대형 병원은 이런 사람들을 대상으로 수백만 원대에 달하는 검진 상품들을 내놓고 있다. 상품이 고가일수록 고객들의 선호도가 더 높은데, 일반인들은 꼭 필요한 항목이 어떤 것인지 분별하기 어려워서 검사 항목이 많고 비쌀수록 더 좋은 것으로 여기기 때문이다.

그런데 이렇게 비싼 검진을 시켜드리는 것이 정말 효도일까? 고급 시설에서 비싼 돈을 내고 종합 검진을 받으면 그만큼 건강에 도움이 될까?

VIP 종합 검진이 발견하지 못하는 것

건강 검진의 주된 목적은 암과 성인병을 조기에 발견하고 관리하기 위함이다. 우리나라에서는 이러한 목적으로 국민건강보험공단에서 전 국민을 대상으로 일반 건강검진을 시행하고 있다. 그 외 개인에 따라 필요한 항목을 선별적으로 추가해서 검사를 받는 것도 중요한 건강 관리의 요소이다.

건강 검진은 여러 가지 검사로 이루어져 있다. 그런데 건강을 위해 별다른 노력은 하지 않고 비싼 검진만 받는 것은 마치 학생들이 공부는 안 하면서 시험만 자꾸 보는 것이나 마찬가지이다. 공부하라고 학교에 보내지도 않고 교재나 학용품은 사주지도 않으면서, 비싼 응시료를 치르고 최고급 교육기관에 가서 시험만 자꾸 본다고 학생의 실력이 오르지 않는 것과 같은 원리이다.

게다가 더 문제가 되는 것은 아무리 비싼 검진도 완벽할 수 없다는 것이다. 검진의 목적은 질병을 발견하는 것이기 때문에 100점 만점에 대충 20점만 넘어도 모두 만점 처리가 된다. 변별력이 상당히 낮은 것이다. 또한 최고급 MRI, CT 등의 장비로 촬영을 해도, 작은 암세포들은 현미경으로만 볼 수 있는 사이즈여서 필름에 나타나지 않는다. 게다가 우리 몸은 매우 정교해서 웬만큼 문제가 생기지 않는 한 혈액 검사상 이상 소견을 잘 나타내주지도 않는다. 특히 간이 그렇다. 인내심이 강한 장기라서 엄청 힘들지 않고서는 검사 결과에 간수치가 올라가기 쉽지 않다. 그래서 많은 사람들이

'나는 이렇게 피곤하고 죽겠는데 검진은 모두 정상이래요. 아픈 데가 없대요'라고 답답함을 호소한다.

최적의 건강 상태와 질병 상태를 양끝 지점으로 하여 길게 선을 그어보자. 대부분의 사람들은 양끝 지점의 사이, 선 위에 놓여 있다. 그리고 가만히 있는 것이 아니라 어느 방향으로든 움직이고 있다. 몸의 상태는 질병을 향해 열심히 달려가고 있을지라도 검사에서 이상이 없는 경우는 허다하다. 건강 검진은 질병이 생기기 거의 직전까지도 이상을 발견하지 못한다. 이러한 한계점을 극복하기 위해 기능의학에서는 질병 진단을 목적으로 하는 것이 아니라 현재 상태를 더 자세히 파악하고 건강을 미리 관리하는 데 도움이 되는 검사들을 시행하고 있다.

적절한 수준의 건강 검진은 중요하며 필요하다. 검진을 통해 혹시 발생했을지 모르는 내 몸의 이상을 빨리 발견할 수도 있다. 또 현재 나의 건강 상태를 체크해보고 생활 습관을 바로잡기 위한 동기부여로 삼을 필요는 있다. 그러나 화려한 시설과 최신식의 비싼 검사 장비들에 현혹되어 수백만 원의 돈을 쓰면서 '이렇게 큰돈을 건강에 투자했는데 내 건강은 문제없겠지'라고 생각하는 것은 분명 착각이다. 그런데 의외로 비싼 검진에서 건강의 자신감을 갖는 사람들이 많다.

건강에 대한 자신감은 독이다

A씨(65)는 건강에 대해 아주 자신만만했다. 주변에 동년배들은 고혈압, 고지혈증, 당뇨 중 적어도 하나씩은 질병을 진단받고 약을 복용하는 경우가 많았다. 그런데 A씨는 매년 회사에서 제공하는 VIP 종합검진을 받으면서 60세가 넘도록 진단받은 병 하나 없이 지내왔다.

다만 육식과 군것질을 좋아해서 복부 비만에 과체중을 유지하고 있었고, 간혹 허리에 통증은 있었다. 그렇지만 나이가 들면 이 정도 아픈 것은 자연스러운 노화일 뿐이며, 비만에 대해서도 대수롭지 않게 생각했다. 물론 건강을 위해 운동을 해야겠다는 생각은 있었지만 가끔 주말에 등산하는 정도지 평소에 꾸준히 운동을 하지는 않았다. 주전부리를 좋아해 달콤한 빵, 초콜릿, 탄산음료를 즐겨 먹었다. 좋아하는 음식을 먹는 즐거움은 스트레스를 해소해주니 건강에도 좋다고 생각했다.

그러던 어느 날 한쪽 팔에 힘이 빠져 들고 있던 물건을 놓치는 일이 일어났다. 이상하다고 생각되어 대학병원 신경과를 찾아갔다. 신경과 전문의는 뇌졸중으로 발전할 위험성이 있는 일시적 뇌허혈로 진단하고 중환자실 입원을 권고했다. A씨는 1주일간 입원해 집중 관찰기간을 마치고 퇴원했다. 한쪽 팔에 힘이 빠졌던 것도 금방 회복됐는데 입원까지 하는 것은 과잉 진료라고 생각했다. 그래서 퇴원할 때 받은 약도 거의 먹지 않았다. 평소처럼 고탄수화물 고지방의 식습관도 그대로 유지하고, 운동도 거의 하지 않고 지냈다.

그로부터 1년 뒤 왼쪽 팔과 다리의 힘이 동시에 빠지는 증상이 나타났다. 이번엔 강도가 훨씬 심했다. 뇌졸중이 제대로 온 것이다. A씨는 의사의 충고를 무시하고 약도 먹지 않았던 안일함과 건강에 대한 근거 없는 자신감을 후회했으나 팔과 다리의 힘은 저번처럼 금방 돌아오지 않았다. 이 이야기의 주인공 A씨는 바로 내 아버지다. 다행히 아버지는 입원 치료 과정에서 군것질을 끊고 소식을 하면서 체중이 상당히 감소되었고, 재활치료를 통해 회복되는 중이다. 다만 빵, 초콜릿과 같은 간식을 여전히 즐기고 계신 점은 내게 걱정으로 남아 있다.

많은 사람들이 이와 같이 지금까지 별 탈 없이 건강하게 지냈다는 이유로 건강에 대해 자신감을 갖는다. 종종 환자들 중 "내 몸은 내가 잘 알아요"라면서 의사의 충고를 무시하는 사람들이 있다. 물론 부분적으로는 맞는 말이다. 그러나 내 몸에 대해 100% 완벽하게 알고 있는 사람은 현재 지구상에 존재하지 않는다. 현대 의학이 눈부시게 발전했다고는 하지만, 인체의 신비에 대해 아직 밝혀내지 못한 미지의 영역이 밝혀낸 내용보다 훨씬 많기 때문이다.

질병은 예고 없이 찾아온다. 특히 '암'과 같은 치명적인 질병은 별다른 증상 없이 갑자기 발견되는 일이 허다하다. 그렇다고 막연한 불안감 속에서 전전긍긍할 필요는 없다. 다만 건강을 위한 생활습관을 갖추는 현명함이 필요하다. 건강 검진에서 이상 소견이 없었고 지금까지 별 탈이 없었으니, 앞으로도 별다른 노력 없이 계속 건강할 것이라고 스스로를 속이지 말자.

누구나 나이가 듦에 따라 자연스러운 노화 과정을 겪는다. 대표적인 노화 현상이 근육량의 감소인데 이것을 기점으로 뼈도 약해지고 기초대사량도 감소하며 여러 가지 질병에 대한 방어 능력이 약해진다.

작년의 내 몸과 올해의 내 몸은 분명 차이가 있다. 그러나 건강을 위해 운동하고, 건강한 음식을 먹고 스트레스를 관리하는 사람과 그렇지 않은 사람은 노화의 속도에서 상당한 차이를 보인다. 그래서 '신체 나이'가 존재하는 것이다.

물론 평생 담배를 피우고도 100살 넘게 건강한 사람도 있다. 그러나 그렇게 특별한 예외를 자신에게 적용시키는 것은 너무 위험하고 무모한 생각이다. 누구나 아는 식상한 말이기는 하지만 '건강은 건강할 때 지켜야 한다'는 말보다 더 지혜로운 말은 없다.

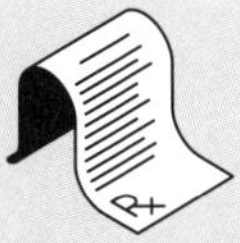

2장

면역력으로 몸의 균형을 유지하라

01

파워 면역력이란 무엇인가?

대상포진에 걸려서 병원에 가면 의사들은 보통 이렇게 이야기한다. “면역력이 떨어져서 대상포진이 왔으니, 잘 먹고 잘 쉬면서 면역력을 올려야 합니다.” 우리는 면역력을 올리려면 뭔가 비싸고 특별한 일종의 ‘보약’을 먹어야 하는 게 아닌가 하는 선입견을 가진다. ‘파워 면역력’이라면 ‘더 비싸고 강력한 무언가를 먹어야 하는 거 아니야?’라고 생각하는 사람도 있을 것이다.

면역은 우리 몸을 지켜주는 스마트한 시스템이다. 예를 들어 과일을 깎다가 칼에 손끝을 베이면 우리는 먼저 소독을 해야 한다. 모든 세균, 바이러스로부터 내 몸을 지켜주고 있던 경계선에 구멍이 뚫려서 그 구멍으로 세균이나 바이러스가 들어올 수 있기 때문이다.

그러나 아무리 소독을 한다고 해도 시간이 지나면 세균이 침입할 수밖에 없다. 그래서 우리의 몸은 이 구멍을 다시 메운다. 이 자리에 피가 나고, 그 피가 결국은 딱딱하게 굳어서 딱지를 만드는 과정이 바로 면역반응이다.

면역 시스템은 적을 감지한다. 그리고 면역세포들 간에 정보를 교환해 누구를 내보내고, 어떤 종류의 무기를 어느 정도의 강도로 사용할지를 결정한다. 그다음 적을 향해 몰려가 전투를 치르거나 파괴된 자리를 보수하는 등 면역 활동을 한다.

지금 설명한 내용들을 더 깊고 자세하게 연구하는 학문이 바로 '면역학'이다. 최근에는 암의 원인을 규명하기 위해 세계의 과학자들이 더욱 활발히 연구하고 있다. 그래서 면역학은 매해 새로운 내용들이 업데이트 된다.

이번 장에서는 최신 면역학의 내용 중에 알아두면 유용할 내용들을 정리하여 소개하고자 한다. 나의 건강을 지키는 방향으로 생활 습관을 지속시키기 위해, 또 면역 운운하며 비싼 건강기능식품을 파는 사람들로부터 내 지갑을 지키기 위해 면역력이 무엇인지 기본적인 개념들을 알고 이해하는 것은 꼭 필요한 일이라고 생각한다.

내 몸을 지키는 군인,
면역세포

면역력이란 나의 건강을 위협하는 모든 것으로부터 내 몸을 지키는 국방력이다. 내 몸은 하나의 나라이다. 한 나라에는 국민이 있듯, 내 몸에는 우리나라의 인구수보다 훨씬 많은 숫자의 세포들과 100조 개의 미생물들이 함께 살고 있다. 그들은 자기 나름의 언어로 소통을 하면서 각자의 맡은 바 임무를 수행한다. 그 중에 나라를 지키는 국방의 의무를 담당하는 세포들을 바로 '면역세포'라고 한다. 내 몸은 국가, 면역세포는 군인, 면역 시스템은 군대조직이라 할 수 있겠다.

그러면 내 몸의 면역세포가 많을수록 좋은 걸까? 아니다. 멍청한 군인 다수가 모인 군대보다는 훈련이 잘된 소수로 구성된 정예부대가 임무 수행을 훨씬 더 잘한다. 면역세포는 각각 다른 역할을 수행하는 여러 종류가 있는데 이 종류마다 적절한 비율과 세포수를 유지하면 된다.

혈액은 육안으로 볼 때 붉은색의 액체로 보이지만, 그 속에는 생명유지 기능을 담당하는 세포들이 들어 있다. 혈액 내 세포들을 혈구세포라고 하는데, 적혈구와 백혈구로 나뉜다. 적혈구는 우리 몸 구석구석에 산소를 운반하고, 백혈구는 면역을 담당하는 우리 몸의 군인이라 볼 수 있다.

백혈구 군인 중에는 무기를 소지한 무장 군인 과립구와 자기 몸이 무기 그 자체인 비무장 군인 무과립구가 있다. 과립구가 소지한 무기 '과립'은 바이러스나 암세포와 같은 적을 죽이기 위해 사용된다. 호중구, 호산구, 호염구가 바로 무장 군인에 속한다.

무과립구에는 림프구, 수지상세포, 자연살해세포(Natural killer cell, NK세포), 단핵구 등이 있다. 이 중 수지상세포는 바이러스, 세균과 같은 외부 침입자 그리고 내부에서 발생한 암세포를 적으로 인식해, 그 정보를 군대에 전달해서 군인들을 동원하거나 전술을 짜고 무기를 제작하는데 도움을 준다.

또 적을 인식한 정보를 바탕으로 몽타주를 제작해 적군 살포에 힘을 보태기도 한다. 자연살해세포나 단핵구는 자기 몸으로 적군을 감싸서 잡아먹어버린다. 이들은 단독으로 활동을 하기도 하고, 적의 규모가 큰 경우에는 신호를 보내서 다른 부대에 도움을 요청하기도 한다.

면역세포라는 군인들이 펼치는 여러 가지 전술을 자세히 들여다보면, 이들은 사람처럼 두뇌가 있는 것도 아닌데 어쩜 이렇게 조직적이고 똑똑하게 서로 의견교환까지 하면서 전술을 펼치는지 참 신기하다는 생각이 든다.

이들이 벌이는 모든 전쟁, 즉 면역 활동의 목적은 바로 우리 몸을 건강하게 지키기 위함이다. 나를 위해 수많은 세포들이 각자의 전쟁터에서 목숨까지 바쳐가며 노력하고 있다니 조금은 감동적이지 않은가?

면역세포의 논산훈련소, 흉선

면역세포가 최초로 만들어지는 탄생 장소는 바로 뼈 속에 자리한 '골수'이다. 여기에서 조혈모세포, 줄기세포가 분화되어 혈구세포인 적혈구, 혈소판, 그리고 면역을 담당하는 백혈구가 만들어진다.

이렇게 만들어진 면역세포들은 그다음 어디로 갈까? 대한민국 남자들은 나이가 되면 영장을 받고 입대한다. 그런데 바로 육군, 해군, 공군으로 배치되지 않는다. 민간인을 군인으로 만들어주는 훈련소로 먼저 보내진다. 우리 몸의 면역 시스템에도 훈련소가 있다. 특히 면역세포 중 암세포를 감지하여 사멸시키는 일을 담당하는 T림프구는 진짜 군인이 되기 위해 흉선(thymus)이라는 훈련소에 먼저 보내진다.

그들이 받는 훈련의 주된 내용은 공격해야 할 적과 보호해야 할 민간인을 구별하는 능력이다. 즉 앞에 놓인 대상이 내 몸을 구성하는 세포 또는 영양 물질인지, 내 몸에 위협을 가하는 존재(병원균 또는 암세포)인지 구별하는 것이다. 흉선훈련소가 논산훈련소와 다른 점은 이 훈련소를 통과하기 위한 경쟁률이 20:1이나 된다. 흉선에 도달한 어린 T림프구(pre-T cell) 중 95%의 세포는 기준에 미달되어 탈락되고 5% 만이 진짜 군인, T림프구가 된다.

만약 이 훈련을 제대로 받지 않고 군인으로 자대 배치를 받는다면, 군인이 민간인을 적으로 오인해 공격을 하게 되는 일이 발생한다. 이것이 바로 자가 면역 질환이 생기는 원인이다. 적과 민간인을 잘 구별하는 것은 파워 면역력의 가장 중요한 요소이다.

면역세포들의 최전방, 장

훈련소를 통과해 정식 군인이 된 면역세포들은 각자 부대에 배치를 받게 된다. 우리 몸에 군부대는 어디일까? 바로 편도선, 아데노이드, 림프절(lymph node), 비장, 그리고 흔히 맹장이라고 불리는 충수돌기이다. 면역세포들이 각자의 맡은 임무를 수행하기 위해 모여 있는 곳으로, 군인들이 주둔하고 있는 군부대라고 할 수 있다. 여기서 24시간 대기하고 있다가 적군이 감지되면 무기를 생산하고, 적이 침입한 장소로 이동하기도 한다.

그런데 편도선, 맹장은 '떼어내도 상관없는 수술로 잘라내는 부위 아닌가?' 하는 의문이 들 수 있다. 내 몸에 이유 없이 존재하는 것은 없다. 맹장에 달려있는 충수돌기는 면역기능에 중요한 유산균이 모여 있는 장소이다. 그래서 맹장염 수술 이후 변비가 생기면서 장내 면역 시스템의 밸런스가 깨지는 경우가 종종 있다. 편도선은 우리가 섭취하는 음식이나 공기 속의 바이러스, 세균을 가장 먼저 만나는 군대조직이다. 감기에 걸렸을 때 편도선이 붓는 것은 면역세포들이 바이러스에 대항해 그만큼 활발히 싸우는 중이기 때문이다. "열이 자주 나서 편도선을 제거했어요"라고 말하는 것은 면역세포의 군대가 내 몸을 지키고자 열심히 적과 싸우느라 열이 나는 것인데, 단지 열나는 게 싫다는 이유로 그 군대를 해산시켜버린 셈이다.

그렇다면 우리 몸의 군인이 가장 많이 모여 있는 곳은 어디일까? 군부대는 소위 전방이라고 말하는, 적군이 들어올 수 있는 국경 가까이에 주로 많이 배치된다. 우리 몸의 최전방은 바로 입에서 항문까지 이어지는 통로인 '장'이다. 입으로 들어오는 음식은 단 몇 초 전까지만 해도 몸 밖에 있던 것들이다. 음식이 소화효소를 통해 세포에서 흡수할 수 있을 만큼 작은 입자로 쪼개지기 전까지는 내 몸 안에 들어와 있는 외부인이다.

면역세포 입장에서는 잠재적인 적이 하루에도 몇 번씩 계속 지나가는 최전방이 바로 장이다. 그래서 면역세포의 80%가 장에 주둔하고 있다. 장을 그저 음식물의 소화 흡수 기능을 하는 곳으로만 알고 있다면 그것은 지나친 과소평가이다.

내 몸을 지키는 스마트한 면역 시스템

내 몸의 면역 시스템에는 내가 직접 명령을 내릴 수 없다. 팔, 다리를 들거나, 입을 열어 말을 하거나 하는 행동은 내가 생각한 대로 할 수 있지만 면역세포들의 움직임은 내가 명령할 수 없다. 이것은 무척 다행스러운 일이다. 그 복잡한 면역 시스템을 100% 이해하고 있는 사람은 지구상에 아무도 없기 때문이다. 조직을 제대로 이해하지도 못하는 누군가가 그 조직의 총수가 된다고 상상해보자. 그 조직은 금방 와해되고 말 것이다. 다행히 내 몸 속 면역세포들의 활동은 나의 의지와는 상관없이 알아서 자동으로 이루어진다.

게다가 그들은 24시간 365일 밤낮없이 일한다. 나의 건강을 해치는 공격이 쉬지 않고 일어나기 때문이다. 업무 스트레스, 미세먼지, 길에서 지나가는 사람이 내뿜었던 담배 연기, 호흡을 통해 들어온 공기 중에 떠도는 바이러스, 버스에서 잡았던 손잡이에 붙어 있던 세균들 등 셀 수 없이 많은 갖가지 종류의 공격은 계속 '나'를 위협한다.

그런데 내가 그 모든 위협에도 불구하고 멀쩡하게 살아 있는 이유, 혹은 당장 암에 걸리지 않는 이유가 있다. 공격을 막아내는 수비수, 그것도 상당히 스마트한 면역 시스템이 내 몸 안에 든든히 자리 잡고 있기 때문이다. 내 눈에 보이지도 않는 작은 군인 면역세포들은 크고 작은 전투에서 적과 맞서 싸운다. 한쪽에서는 무기를 열심히 만들고, 한쪽에서는 적을 통째로 잡아 삼키기도 한다.

주인인 나만 모른 채 소리 없이 벌어지는 치열한 싸움은 계속된다. 간혹 전쟁이 커지면 열이 나거나 목이 붓거나 하는 등 알아차리는 경우도 종종 발생한다. 이는 우리가 싸우고 있음을 당신도 알아차리고 그만 일하고 쉬라는 신호를 보내는 것이다.

여기서 적이란 외부로부터 오는 바이러스, 세균뿐 아니라, 내부에서 발생한 암세포도 포함하는 개념이다. 내 몸에는 매일 평균 100만 개의 암세포가 생겨나고 있다. 그러나 똑똑한 면역세포들은 삼엄한 감시체제를 갖추고 있어서 암세포가 생겨나면 이를 알아챈다. NK세포와 대식세포(macrophage)는 암세포를 죽이는 독성물질을 분비해 바로 암세포를 사멸시킨다. 그리고 죽은 암세포의 찌꺼기 조각을 각 군부대(림프절)로 보낸다. 이것을 보고 각 부대에서는 전투태세를 갖추고 군인들을 적지로 보낸다. 동원된 T림프구는 암세포가 있던 곳으로 달려와 나머지 암세포들을 싹 죽인다. 이 고마운 면역세포들이 튼튼하고 똑똑할수록 내 몸은 암세포가 발붙이지 못하게 된다.

딱 필요한 만큼만 전쟁하는 군인

면역세포는 우리 몸을 위협하는 모든 싸움에서 승리할 수 있는 전투력을 기본적으로 갖추고 있다. 그러나 적을 퇴치하겠다고 전투력을 있는 힘껏 발휘해 수류탄, 총알, 독가스를 남발하면 전쟁 끝에 국토가 황폐해지고 민가에 손상이 남게 된다. 이것은 오히려 질병을 유발하는 과잉진압일 뿐이다. 힘이 남아 돈다고 해도 적당한 선에서 절제할 줄 알아야하는 것이다.

적의 신호가 감지되면 이 적군은 얼마나 치명적인지, 규모는 어느 정도인지 적에 대한 정보를 정확하게 파악하는 능력, 그리고 그에 맞게 대응하는 강도를 적절한 수위로 조절할 수 있는 능력이 더 중요하다. 그래서 면역 시스템에는 딱 필요한 만큼만 전쟁을 하고 마무리하도록 면역반응을 조절해주는 조절 T세포(regluatory T cell)와 장내 미생물이 있다.

만약 우리나라 군인들이 국경을 지나가던 강아지 한 마리를 보고도 적인 줄 알고 탱크를 몰고 출동한다고 상상해보라. 다음 날 신문 헤드라인에 '이 얼마나 불필요한 국방력의 낭비인가!'라는 기사가 크게 실리지 않을까? 이것이 바로 알레르기성 비염, 아토피성 피부염 등의 알레르기성 피부질환이 일어나는 기전이다. 즉, 면역 시스템이 똑똑하지 못한 탓이다.

면역 시스템이라는 내 몸 속 군대의 중요한 역할 중 하나는 '평화유지'이다. 또한 적군이 국경을 비집고 들어올 수 없도록 철저히 방비된 국경의 방어 시스템도 갖추어야 한다. 건강한 면역력, 즉 내 몸을 지키는 최정예 군대는 반드시 질서정연하게 통제된 상태를 유지하고 있어야 한다. 이것은 바로 장내 환경 및 장내 미생물 생태계와 또한 깊이 관련되어 있다.

02

파워 면역력의 토대, 장내 미생물이 만든다

우리는 '균'이라고 하면 일단 별로 좋지 않은 이미지를 떠올린다. 균은 죽여 없애야 마땅한 존재라고 생각한다. 마트에서 쇼핑을 할 때도 항균(anti-bacterial) 효과가 있다고 광고하는 제품을 선호한다. 집을 청소할 때나 세탁을 할 때도 균을 없애고자 살균 효과가 있는 세제를 사용하고, 메르스가 유행할 당시 손 소독제가 불티나게 팔리기도 했다. 균을 죽이는 약, 항생제 덕분에 인류의 수명이 연장되었다고 믿는 사람들도 있다. 물론 건강을 위협하는 균, 해로운 균도 있다. 그러나 균이 나의 건강을 유지시켜주고 있다는 사실을 아는 사람은 별로 없다.

장내 세균이 없으면 면역력도 없다

그토록 원하는 세균 박멸이 실제로 이루어져서 균이라고는 눈 씻고 찾아볼 수도 없을 정도로 완벽한 '무균' 상태에서 인간이 태어난다면 어떻게 될까?

이것을 실제로 구현한 실험 연구가 있다. 물론 사람을 대상으로는 실험할 수 없기 때문에, 대신 쥐를 가지고 실험했다. 완벽한 무균 상태를 만들어 놓고 이곳에서 태어나 생활하는 '무균 쥐(Germ free mouse)'를 관찰하며 일반적인 환경에서 자라는 보통 쥐와 비교한 연구이다.

신기하게도 단지 세균에 전혀 노출되지 않았다는 이유만으로 무균 쥐의 몸에서는 면역기관들이 제대로 발달하지 못했다. 가장 큰 면역 기관인 장내림프조직(GALT, Gut-associated lymphoid tissue)의 발달에 상당한 결함이 생겼고[1], 장에서 소화흡수를 담당하는 미세융모(microvilli)의 모양도 기형적인 모습으로 발달했다.[2] 단지 무균 상태라는 이유로 면역기관의 발달은 물론 장의 해부학적 모양까지 이상해진 것이다.

임파선(림프절)은 적을 물리치기 위한 무기인 항체를 만들고, 적에 대항하는 면역세포들이 동원되는 장소이다. 그런데 무균 쥐에서는 대부분의 임파선이 제대로 발달하지 못했다. 그 결과 항체 생산량도 현저하게 떨어졌다.

무균 쥐는 감염에 대한 면역세포의 반응, 즉 적군에 대항하는 군인들의 전투력도 매우 떨어져 있어 병원균에 감염되었을 때 보통 쥐에 비해 더 쉽게 죽었다. 적군이 들어오면 군인들이 적지로 신속히 이동하고 적군을 물리쳐야 하는데, 상부 명령에 대한 군인들의 반응 속도가 느리고, 적을 공격하는 능력 또한 매우 부족했던 것이다. 게다가 이렇게 시원찮은 군인들의 숫자조차 감소되어 총체적 면역력의 부재나 마찬가지인 상황이었다.[3]

이 실험 연구를 통해 얻게 된 통찰은 무균 상태에서는 면역 시스템의 발달 자체가 제대로 되지 않는다는 사실이다. 사람들이 그렇게 죽이고 싶어 하던 균을 원하는 대로 모두 박멸하지 못한 것이 얼마나 다행인가! 만약 뛰어난 살균제, 소독제를 발명해서 지상의 모든 균을 죽였다면 그곳에서 태어난 인류는 제대로 살아 있지 못하고 얼마 가지 않아서 모두 멸종했을수도 있다.

장내 미생물과의 첫 만남

감사하게도 우리는 무균 상태가 아닌, 균이 있는 환경에서 태어난다. 아기는 엄마의 산도를 통과하는 순간 엄마 몸에 있던 미생물을 선물 받는다. 자연분만으로 태어난 아기들은 젖산균(lactobacillus)이 우세한 세균총(microbiome)을 장내 세균으로 갖게 된다. 이 세균총은 병원균의 성장과 활동을 억제해 여러 가지 면역 관련 질환으로부터 몸을 보호한다.

2016년 미국 뉴욕대학교 연구진은 제왕절개로 태어난 17명의 아기에게 엄마의 산도 분비물이 묻은 거즈를 입부터 몸 전체에 발라주었다. 수술로 태어났으나 자연 분만으로 태어난 아기와 유사한 미생물 환경을 제공한 것이다. 그 결과, 17명의 아기들의 장내 미생물이 자연분만 출생 아기들과 상당히 비슷해지는 결과를 보였다.

또, 아기는 모유를 통해서도 유산균을 공급받는다. 모유에는 유산균과 함께 유산균의 먹이가 되는 130여 종의 올리고당, 면역글로불린A까지 세트로 들어 있어서 아이의 장 속에 들어가 면역 시스템의 토대를 형성한다. 모유를 통해 받은 IgA는 장내 미생물이 살아나가는 환경인 상피세포와 장내 세균총을 더욱 건강하게 만든다. 건강한 미생물은 IgA의 생산을 촉진한다. 이러한 선순환을 통해 아기의 면역력은 더욱 튼튼해진다.

면역 시스템을 교육하는,
장내 세균

입에서 항문까지 연결된 긴 소화관은 외부물질들이 내 몸의 세포와 처음 맞닿는 곳이다. 비행기를 타고 외국에 와서 공항에 내렸으나 출입국사무소를 아직 통과하지 않은 상태의 사람들이 돌아다니는 곳이 바로 이 소화관이다. 그 사람들은 대다수 평범한 관광객들이나, 사업하러 온 사람들이지만 그 중 테러리스트가 숨어들어왔을지 모르기 때문에 이곳 소화관에는 군인들이 보초를 서고 있다.

이 군인들은 각국에서 온 다양하고 희한한 모습을 한 사람들을 보게 된다. 이때 중요한 것은 군인들이 선량한 민간인을 테러리스트로 오해하지 않도록 잘 교육시켜야 한다는 것이다. 이 교육을 누가 시키는가? 바로 장내 미생물이다. 건강한 면역력을 위해서는 장내 미생물의 교육 능력이 필요한데, 장내 환경이 안 좋으면 이 교육을 제대로 해낼 수 없다.

장내 환경은 내가 먹은 음식, 그리고 스트레스, 환경오염에 영향을 받는다. 건강한 장내 환경에서 균형 잡힌 장내 미생물들은 면역세포에게 '평화유지'를 주목적으로 하는 교육을 제공한다. 그리고 그 이후에도 면역세포들을 지속적으로 통제, 관리 감독한다.

장내 미생물 생태계에 문제가 생긴다면

한 사람의 몸에 살고 있는 장내 미생물의 숫자는 100조가 넘는다. 이 중에는 좋은 균, 나쁜 균, 이도저도 아닌 중간 균이 함께 살고 있다. 좋은 균만 100%로 구성되어 있다고 건강한 것이 아니다. 우리 몸에 이로운 작용을 하는 좋은 균이 우세한 상태로 여러 가지 균종이 균형을 이루는 것이 중요하다. 이처럼 서로 평형을 이루면서 공존하고 있는 미생물 집단을 바로 미생물균총(microbiome)이라고 하며, 미생물 생태계(microbiome ecology)라고도 표현한다.

그런데 병원균, 즉 나쁜 균이 우세한 환경이 된다면 앞서 설명한 면역 시스템에 대한 교육 및 관리감독이 약화된다. 오히려 병원균이 면역 시스템을 자극하기도 한다. 그 결과 면역세포들이 경거망동하기 시작한다. 별거 아닌 자극(음식이나 스트레스)에도 염증물질을 분비한다. 무기를 소지한 군인들이 지나치게 예민해져서 민가에 수류탄을 던지고 총을 쏘는 것이다. 그 결과 과민 대장 증후군, 궤양성 대장염, 또는 크론병과 같은 염증성 장 질환이 발생한다.

이때 좋은 균을 투입시키면 마구 날뛰던 군인들에게 엄중한 명령이 내려진다. 그동안 잘못된 행동을 멈출 것을 지시받은 면역 시스템은 다시 질서가 잡히면서 증상들이 호전되기 시작한다.

이처럼 장내 미생물 생태계의 불균형은 직접 면역 시스템에 중대한 문제를 일으킨다. 이는 면역력의 약화와 함께 우리 몸의 건강 전반에 중요한 영향을 미친다.

기능의학에서
장부터 치료하는 이유

류마티스 관절염은 대표적인 자가 면역 질환이다. '자가 면역'이란 사실 정확한 표현은 아니다. 정확히 말하면 면역세포라고 하는 군인들이 적이 아닌 선량한 민간인(신체 일부분)을 공격하는 질환이다.

관절을 공격하는 항체가 어디서부터 생겼는지를 찾아가다 보면 그 해답은 장에 있다. 류마티스 관절염의 증상인 관절의 부종과 통증은 장에서 출발한 면역반응이 일련의 과정을 거친 최종 결과일 뿐이다. 원인이 되는 병태 생리는 면역 시스템의 본거지인 '장'에서 기인한다. 자가 면역 질환이나 암과 같이 현대 주류 의학에서 해결이 어려운 질병들은 대부분 '면역 시스템'에 그 원인이 있다.

따라서 기능의학은 장 치료를 무척 중요시한다. 장내 상피세포 환경과 장내 미생물을 건강하게 회복시킴으로써 면역 시스템의 기반을 잘 닦아 놓아야 그다음 치료로 넘어갈 수 있다.

장 치료만 열심히 했을 뿐인데 이미 다른 증상이 다 좋아진 경우도 많다. 우리 몸은 사실 내가 알고 있는 것보다 훨씬 똑똑하다. 공부할 환경만 잘 제공하면 장학금을 타오는 자식처럼, 활동할 기반만 잘 닦아주면 알아서 치유 시스템이 작동되기 때문이다.

마치 농사지을 때 잡초를 뽑아주듯 면역 시스템을 방해하는 요인만 잘 제거해주면 마치 기다렸다는 듯 우리 몸은 차근차근 회복되어 최적의 면역력이라는 탐스러운 열매를 맺기 시작할 것이다. 잡초 뽑기, 즉 유해요소 제거가 바로 기능의학의 치료의 출발점이며 당신이 생활 속에서 실천해야 할 첫 번째 일이다.

03

장 건강이 면역력을 좌우한다

화초 분갈이를 하거나 나무를 옮겨 심을 때 주의사항 중 하나는 '잔뿌리'가 상하지 않게 작업해야 한다는 것이다. 만약 식물을 잘 모르는 누군가가 잔뿌리가 지저분하다고 모두 잘라버리고 새 화분에 옮겨 심는다면 어떻게 될까? 아마도 분갈이 이후 그 식물은 한동안 몸살을 겪을 것이다.

잔뿌리는 흙과 식물이 닿는 표면적을 증대시켜서 식물의 생존과 성장에 필요한 수분과 영양소를 흡수하는 중요한 역할을 한다. 사람의 몸 안에도 이와 같은 곳이 있다. 바로 '장내 상피세포'이다.

장은 원통형으로 속이 비어 있는 공간을 갖는 구조이다. 상피세포는 이 공간에 '미세융모'라고 하는 돌기를 안쪽으로 내밀어 장으로 들어온 영양소와 수분을 흡수한다. 마치 식물의 잔뿌리처럼 말이다. 식물이 심겨진 흙으로부터 미생물과 영양소가 갖춰진 환경이 제공되듯, 사람은 장으로부터 미생물과 영양분으로 이루어진 환경을 제공받는다.

장은 내 몸 안에 있지만 나를 둘러싼 환경과도 같다. 정확히 말하자면, 장이란 면역 시스템을 구성하는 면역세포들과 또 그들을 관리하며 미생물들이 함께 살아가는 삶의 터전이다. 그래서 면역학, 미생물학을 연구하는 학자들은 '장내 환경' 또는 '장내 미생물 생태계'라는 용어를 사용한다.

장, 유산균의 삶의 터전

유산균이 건강에 중요하다는 사실은 기업체 광고를 통해 많은 사람에게 알려졌다. 그래서 환자들에게 장 건강이 면역력을 위해 중요하다고 얘기하면 유산균을 먹기만 하면 되느냐고 묻는 사람들이 많아졌다.

한편 유산균은 꾸준히 챙겨 먹는데 별 효과를 모르겠다는 사람들도 있다. 대체 왜 그럴까? 그들은 자신의 장 속에 달랑 유산균만 데리고 왔기 때문이다.

예를 들어 우리가 강아지를 키우기로 했다면, 강아지를 새 식구로 맞이하기 전에 우리 집이 강아지를 키울 만한 환경인지, 잘 돌볼 수 있는지, 털 알레르기는 없는지 먼저 생각해봐야 한다.

이처럼 유산균을 먹는다는 것은 장 속에 유산균을 데리고 와서 키우겠다는 것이다. 그렇기 때문에 유산균이 내 장 속에서 잘 살아가기를 바란다면 유산균을 데리고 오기 전에 우선 내 장이 유산균이 살기에 적합한 환경인지 점검해 볼 필요가 있다.

장내 상피세포가 건강하지 못하면 이로운 작용을 하는 유산균이 생착(生着)하여 살아가지 못한다. 따라서 유산균을 먹기 전에 장의 상태부터 점검하고, 보수할 부분이 있다면 장부터 정상화시키는 것이 우선이다. 그렇게 장을 고치고, 유산균을 잘 키워 장내 세균총의 밸런스가 유지되면 장은 더 튼튼해진다.

유산균과 장내 상피세포는 서로에게 도움을 주고받는다. 유산균은 식이섬유를 분해하여 짧은사슬지방산(단쇄지방산)을 생성한다. 이 짧은사슬지방산은 장세포가 손상되지 않도록 보호해준다. 정리하자면, 장이 건강해야 유산균이 잘 살아갈 수 있으며 유산균이 생착한 장은 더 건강해진다. 그 결과 면역 시스템이 안정화 된다.

장에 구멍이 뚫린다면

장내 상피세포는 신체의 안과 밖을 경계 짓는다는 점에서 피부와 비슷하다. 그러나 우리가 입으로 먹는 모든 음식과 접촉하는 장은 피부보다 훨씬 많은 외부물질을 만난다. 그래서 여기에 면역세포들이 많이 주둔해 있다.

군대에서는 전방에 군인만 배치하지 않는다. 국경을 지키는 장벽 또는 철조망과 같이 물리적인 장애물들도 설치해 둔다. 철저한 검문을 통해 위험하지 않다고 판단되는 사람들만 국경을 통과할 수 있게 한다. 이것이 바로 소장 상피세포의 또 다른 역할이다.

장에서는 소화 효소가 분비되어 들어온 음식물을 분해한다. 큰 덩어리였던 단백질, 녹말들은 세포 속으로 흡수될 수 있을 만큼 작은 입자로 분해된다. 이 물질들은 장의 미세 융모세포를 통해 흡수되어 간을 거친 뒤 혈류를 타고 우리 몸 구석구석 모든 세포들에게 영양 공급원으로 전달된다. 이것이 바로 우리가 먹은 음식이 거쳐야 할 정규 코스이며 정상적인 장의 소화 흡수 과정이다.

이렇게 잘게 소화된 영양소 입자만이 장세포를 통과하여 혈류로 들어갈 수 있다. 그 외 덜 소화된 음식물이나 병원균은 통과시키면 안된다. 그래서 장의 내벽은 수많은 장내 상피세포들이 어깨를 맞대고 단단하게 결합한 형태로 이루어져 있다. 마치 석류알 또는 옥수수알들이 촘촘히 박혀 한 면을 이루고 있는 것을 상상해보면 이해가 될 것이다.

이 장내 상피세포들은 치밀이음부(Tight junction)로 연결이 되어 있다. 치밀이음부는 아무도 여기를 통과시키지 않겠다는 장소에 주로 사용되는 구조물이다. 이 장벽은 우리 몸에 들어온 병원균이 맞닥뜨리는 면역 시스템의 든든한 장벽이 되어준다. 이 장벽은 지금 내 앞으로 지나가는 녀석을 공격할 것인지 그냥 넘어갈 것인지

면역반응의 균형을 조절해 최적의 상태를 유지하는 중요한 역할을 담당한다.[4]

튼튼한 장의 경우, 장내로 들어온 병원균과 그들이 내뿜는 독소가 장의 치밀이음부를 뚫지 못한다. 그런데 치밀이음부가 느슨해지면 상피세포의 간격이 벌어지게 된다. 이를 전문 용어로 '장투과도의 증가'라고 표현하며, 이것이 바로 '장누수증후군'의 시작이다. 쉽게 말해 장에 구멍이 뚫리는 것이다. 그러면 덜 소화된 큰 덩어리의 단백질들이 이 구멍을 통해 바로 혈류로 진입하게 된다. 이들이 장에 뚫린 구멍을 통과하는 것은 마치 '개구멍'과도 같은 비정상적인 지름길이다. 낙하산을 타고 갑자기 핏속으로 들어온 것이나 마찬가지이다. 이렇게 들어온 단백질들은 덩치가 크기 때문에 금방 발각된다. 혈류를 타고 전신을 순찰하던 백혈구는 이 단백질 덩어리에 대해 경계 태세를 갖추고 면역 시스템에 신호를 보내 항체를 만든다. 따라서 장투과도의 증가는 단순히 소화기관 내에 국한되는 문제가 아니라 면역 시스템에 적군이 침입했음을 알리는 경보를 울리는 중대한 사안이다.

장에 뚫린 구멍을 보수하지 않고 그냥 놔두면, 점점 구멍이 커지고 많아지면서 그동안 먹은 음식의 성분들이 혈류로 들어가 면역 시스템을 자극하게 된다. 그 결과 그 음식에 대해 항체가 만들어지고 지연성 음식 알레르기가 생기게 된다. 그래서 아토피 피부염을 오래 앓은 환자들의 경우, 지연성음식알레르기 검사를 해보면 거의 모든 음식에 대해 면역반응을 일으켜 생성된 항체가 발견되는 경우도 드물지 않다.

장에 구멍이 뚫린 상태에서는 병원균이 내뿜는 독소 또한 바로 혈관 속으로 진입해 혈류를 타게 된다. 온몸을 순환하는 고속도로로 갑자기 진입해버린 것이다. 이런 일은 실제로 우리 몸에서 흔하게 일어난다. 게다가 이 독소는 우리 몸 어디든지 갈 수 있다. 심지어 뇌 속의 혈류까지 도달하여 염증을 일으키고 그 결과 우울증, 집중력 장애, 알츠하이머 치매까지 유발한다.

그렇다면 치밀이음부를 느슨하게 만드는 원인은 무엇일까? 바로 수면 부족, 스트레스, 설탕, 밀가루 음식과 같은 염증성 음식, 환경호르몬, 스테로이드, 항암제 등에 의해 장이 이처럼 약해질 수 있다.

장내 상피세포, 면역세포, 유산균 합동 작전

장내 상피세포는 유산균과 면역세포가 면역력을 유지하기 위해 활동할 때, 뒷짐 지고 서서 구경만 하지 않는다. 오히려 장내로 들어오는 갖가지 적들과 맞서는 군인들의 활동, 즉 면역반응에 적극적으로 참여한다. 장내 상피세포는 고정된 자리에 있기 때문에 면역세포나 유산균처럼 돌아다니며 활동할 수는 없다. 대신 자기 자리에서 면역세포들에게 명령 신호를 내려서 면역세포가 활동하는 크고 작은 전쟁에 깊이 관여한다.

우선 장내 상피세포는 세포 표면에 톨-유사 수용체(Toll-like receptor)라는 일종의 '안테나'를 세워서 현재 장에 들어와 있는 미생물을 파악한다. 이 안테나에 병원균, 즉 적군의 동태가 감지되면 장내 상피세포는 세포 내에서 전쟁을 위한 신호물질을 만들어 여기저기로 보낸다. 또한 돌아다니는 군인인 면역세포들에게 활력을 주고, 더 많이 증식하도록 하는 물질을 분비해 군대의 사기를 높인다.

한편 장내 상피세포는 B림프구에게는 무기(항체) 만들기를 지시한다. 이뿐만 아니라 디펜신, 칼프로텍틴 등의 항생물질을 만들어 분비한다. 쉽게 말하면 장내 상피세포가 자기 근처에 있는 적군을 물리치기 위해 제자리에서 수류탄을 던져 싸우기도 한다는 뜻이다.[5] 우리가 먹은 갖가지 음식 속의 병원균들에 대비해서 일일이 항생제를 먹지 않아도 병원균이 들어오면 장에서 맞춤형 항생제가 만들어져 분비되는 것이다.

장내 상피세포는 위와 같은 전쟁으로 인한 국토의 손상을 최소화하기 위해서도 노력한다. 적군(병원균)이 발사한 독소를 해독하고, 장내에서 전쟁(면역반응)이 일어날 때 발사되는 무기로부터 장세포 자신을 보호하는 물질도 분비한다.

그렇게 전쟁이 끝나면, 장내 상피세포의 안테나에는 유산균을 포함해 원래 여기에 살고 있던 안전한 미생물이 감지된다. 그러면 장내 상피세포는 불필요한 분쟁을 막기 위해 면역을 억제하는 쪽의 물질을 분비하여 전쟁의 종료를 알리고, 빠르게 안정을 찾도록 유도한다.

파워 면역력을 위한 밸런스

지금까지 면역세포와 장내 미생물, 장내 상피세포 이 세 가지 요소들이 어떻게 우리 몸을 지켜내고 있는지 살펴보았다. 면역력의 핵심이 바로 장에 있다는 것을 충분히 이해했을 것이다. 이처럼 모든 활동이 자동으로 돌아가는 이 면역 시스템은 사실 과학자들도 아직 다 밝혀내지 못할 만큼 심오하며 섬세하다. 그런데 훌륭한 시스템을 자꾸 방해하면 시스템 오류가 발생한다. 자가 면역 질환, 암과 같은 질병이 생기는 것이다. 대체 누가 방해하는가? 밸런스가 깨진 생활 습관이 바로 범인이다. 내가 무엇을 먹는지, 얼마나 자는지, 신체활동은 얼마나 하는지, 또 스트레스에는 어떻게 대처하는지가 면역 시스템 삼총사에 영향을 준다. 반대로 나의 생활 습관은 이 삼총사의 영향을 받기도 한다.

정리하자면, 면역 시스템은 장에 가장 중요한 본거지를 두고 있다. 장 건강을 위협하는 여러 가지 생활 습관의 불균형이 쌓이면 그것은 결국 면역 시스템과 관련된 모든 질병의 원인이 된다. 즉, 생활 습관의 밸런스는 장 건강을 위해 꼭 필요한 요건이며 이것은 면역력이 튼튼하게 유지되는 기본 요소이다.

04

음식, 면역 시스템에 보내는 신호

음식을 먹으면 그 음식을 통해 섭취한 영양분은 내가 매일의 삶을 살아가는 데 필요한 에너지원이 된다. 자동차가 달리기 위해 기름을 넣어야 하는 것과 비슷하다. 음식을 먹어야 힘이 난다는 사실을 모르는 사람은 없을 것이다. 그런데 음식은 에너지원으로써가 아닌 또 다른 차원으로도 건강에, 특히 면역 시스템에 영향을 미치고 있다.

앞에서 설명한 것처럼 우리 몸의 면역 시스템은 알아서 움직이는 완전 자동화 시스템이다. 몸의 주인이 직접 면역세포나 유산균의 행동을 조종하고 명령을 내릴 수 없다. 그러나 일상의 습관, 즉 내가 먹는 음식, 수면, 스트레스, 운동으로 구성된 생활 습관이 통합적으로 면역 시스템에 계속해서 영향을 주고 있다.

다만 나의 어떤 생활 습관이 면역 시스템에 어떤 결과를 가지고 오는지 정확히 알지 못할 뿐이다. 물론 그 인과관계는 과학자들도 100% 밝혀내지 못했다. 그러나 최근 장내 미생물과 면역에 대한 연구가 활발히 이루어졌으며, 연구를 통해 면역력을 건강하게 유지할 수 있는 방법에 대해 상당히 중요한 힌트를 얻게 되었다. 이번 장에서는 그중 내가 먹는 음식이 면역 시스템에 어떻게 영향을 주는지에 대한 이해를 도울 것이다.

장내 생태계는 식단에 따라 달라진다

장은 내 몸의 일부이지만 동시에 그 안에서 생태계를 이루고 있는 미생물들에게는 삶의 터전 곧 환경이다. 내가 오늘 먹은 밥은 나의 하루를 살아가기 위한 에너지원으로서 공급받은 영양분인 동시에 장 속에 살고 있는 여러 미생물들이 살아가기 위한 먹이가 된다.

그런데 재미있는 것은 미생물들도 각자 종류에 따라 선호하는 음식이 있다는 사실이다. 여기서 '선호'라는 단어가 딱 맞아떨어지지는 않는다. 미생물의 음식 선호도는 미각의 문제가 아니라 생존의 문제이기 때문이다. 미생물이 좋아하는 음식이란 그들이 생존하고 증식하는데 꼭 필요한 영양소이다.

기억할 것은 우리 몸을 건강하게 하는 유익균과 건강에 유해한 곰팡이균은 서로 식성이 다르다는 점이다. 유익균을 증식하는데 도움이 되는 영양소는 곰팡이균의 생존을 억제하게 되며, 곰팡이균이 좋아하는 영양소는 반대로 유익균의 증식을 저해한다. 따라서 내가 먹는 음식의 종류에 따라 장내미생물 생태계의 구성이 결정된다.

캐나다 연구자들의 보고서에는 다음과 같은 진술이 있다.

"식단 변화로 장내 미생물총의 구조가 57% 변할 수 있는 반면, 유전적인 변화로는 고작 12%만 변할 수 있다. 이는 식단이 장내 세균총 형성에 지배적 역할을 하며, 주요 미생물이 변하면 건강한 미생물군이 질병을 유발하는 세균으로 바뀔 수 있다는 의미다."[6]

유익균이 좋아하는 식물성 섬유질을 많이 먹으면 장내 유익균에게 유리한 생태계 환경이 만들어진다. 그 결과 유익균의 종류는 다양해지고 건강한 장내 미생물 생태계가 유지되어 장내 면역 시스템이 안정화되고 면역과 관련된 질병들로부터 멀어질 수 있다.

반면 섬유질이 부족한 서구식 식단은 장내 유익균의 종류를 감소시킨다. 또 장내 상피세포의 건강에도 부정적인 영향을 미친다.[7] 서구식 식단이 만든 서구식 미생물군은 건강하지 못한 장내 면역 시스템을 구성하게 된다.

애석한 것은 우리나라 10대 청소년들이 바로 이 서구식 식단, 그중에도 정크 푸드라고 불리는 패스트푸드, 라면을 지나치게 많이 먹는다는 사실이다. 이와 함께 10대 비만율은 매년 지속적으로 증가한다.[8] 패스트푸드에는 유익균의 증식에 도움이 되는 섬유질이 적고 곰팡이균이 좋아하는 단당류 함량이 상당히 높다. 그 결과 건강하지 못한 장내 미생물 생태계가 형성되고 이는 면역 시스템에 문제를 일으켜 자가 면역 질환을 발생시킬 수 있다.

음식은 매일매일 DNA에 말을 건넨다

우리는 얼굴, 머리카락, 피부색, 키 등 자신의 노력으로 바꿀 수 없는 많은 부분에서 유전자의 힘을 눈으로 확인하고 있다. 그래서인지 우리는 건강 문제를 논할 때 유전자, 즉 DNA에게 모든 책임을 전가시키려는 경향이 여전히 있다.

그러나 앞서 말했듯이 질병의 원인에는 유전과 환경, 두 가지 모두 중요하다. 이러한 환경적 요소들이 유전자의 발현에도 영향을 줄 수 있다는 '후성유전학'을 아는 사람들은 아직 별로 없다.

후성유전학을 비유로 설명하자면, DNA를 구성하는 여러 가지 유전 정보들은 각자의 스위치를 갖고 있는데 그 스위치가 켜져야 비로소 유전자가 발현된다.

예를 들어 암 유전자의 스위치가 켜지면 암에 걸리는 것이고, 꺼지면 걸리지 않는 것이다. 여기서 스위치를 끄고 켜는 것은 음식이나 스트레스 등 생활 방식에 의해 결정되기도 한다. 그리고 이것이 DNA와 함께 유전 정보로서 자손에게 전달된다. 즉 DNA만이 정보의 전부가 아니라는 말이다.

수십 년에 걸쳐 지속되어온 우리의 식습관은 후성유전학의 관점에서 볼 때 DNA 유전자 스위치를 끄고 켜는 매우 중요한 요소이다. 하루하루 내가 먹는 음식들은 세포의 DNA에게 매일 말을 건다. 그리고 유전자는 그것에 반응한다. 나의 몸에서 일어나는 생리 활동은 환경과 유전자의 끊임없는 대화를 통해 이루어진다. 그렇게 매일의 대화가 쌓여서 DNA와 함께 유전정보로서 저장되며, 나의 자녀에게도 전달된다.

음식이 남아도는 풍요로운 이 사회에서 영양 결핍이란 있을 수 없다고 믿는 사람들도 많다. 그러나 많은 사람들이 배는 부르고 살은 찌우지만 정작 건강을 유지하는데 필요한 영양소는 부족한 음식을 먹고 있다.

음식은 약보다도 질병의 치료와 예방에 매우 중요하다. 의학의 아버지, 의성이라고 불리는 히포크라테스도 "일상생활의 음식이 당신의 의사요, 약이다."라고 하지 않았는가! 매일 먹는 음식은 면역 시스템에 매우 중요한 영향을 미치고, 심지어 나의 DNA 유전자 발현에도 영향을 미친다. 나의 면역 시스템을 강화시키는 이로운 음식을 먹는 방향으로 식습관을 바꾸어 나가는 것이 약이나 주사보다 더 강력하고 확실한 치료이자 예방이다.

05

아군을 공격하도록 만드는 스트레스

'속상하다'라는 말의 사전적 의미는 "화가 나거나 걱정이 되는 이유로 인하여 마음이 불편하고 우울하다"라고 되어 있다. 마음이 불편하고 우울함이 심해지면 우리는 정신과를 찾아가지 소화기내과로 가지는 않는다. 그러면서 우리는 "머리상해"라고 말하지 않고 "속상해"라고 표현한다.

'사촌이 땅을 사면 배가 아프다'는 속담이 있다. 이처럼 감정적인 스트레스는 머리가 아닌 배, 즉 위장으로 바로 온다는 것을 우리 조상들은 경험적으로 이미 알고 있었던 것 같다.

최근에 와서야 '장'이 '제2의 뇌'라는 주장을 뒷받침하는 장내 미생물과 장과 뇌의 연결고리(microbiome-gut-brain axis)에 대한 연구가 과학자들에 의해 매우 활발하게 이루어지면서 오래된 속담이 과학적으로도 명확한 근거가 있음이 밝혀지고 있다.

마음이 편할 때 면역력이 튼튼해진다

마음이 편안해야 소화가 잘 된다는 사실은 누구나 경험적으로 알고 있다. 반대로 식사 중에 누군가 맘이 불편한 소리를 하면 식욕도 떨어지고, 먹다가 체하기 쉽다. 이것은 마음이 편안할 때 활성화되는 부교감신경, 그중에도 미주신경이 장의 소화 기능을 담당하고 있기 때문이다. 그런데 장은 단순히 음식물을 소화시키는 기관 이상의 중요한 의미가 있다. 앞서 자세히 살펴보았듯이 장은 우리 몸 최대 규모의 면역 기관이다.

따라서 스트레스가 감소하거나 스트레스가 있다고 해도 과민반응하지 않고 적절히 대응한다면 면역 시스템도 안정을 찾는다. 마음이 편안한 상태가 되면 자율신경계에서는 교감신경의 활성도는 떨어지고 부교감신경이 우위에 있게 된다. 이때 부교감신경을 대표하는 미주신경이 마음의 평안함을 장으로 전달하게 된다.

미주신경은 장내 상피세포의 치밀이음부를 견고히 한다. 이는 적을 마주하고 있는 면역 시스템 최전방의 장벽이 견고해져 방어능력이 강해짐을 의미한다. 또 미주신경은 장내 국소 염증을 억제하여 장을 편안하게 해준다.[9] 즉, 평화 유지를 도모하는 유산균, 면역세포들의 기능에 함께 힘을 실어주는 셈이다.

스트레스가 면역력을 약화시키는 진짜 이유

의사들은 진료실에서 대상포진 환자들을 진료하면서 환자들에게 이렇게 이야기한다.

"대상포진 바이러스는 원래 환자분 몸에 숨어 있던 것인데, 스트레스를 받아서 면역력이 약해지니 병을 일으킨 것입니다."

이를 의학용어로는 '기회감염'이라고 한다. 평소에는 면역 시스템의 통제에 눌려 호시탐탐 기회만 엿보고 있던 약한 바이러스들이 기회를 틈타 말썽을 일으키는 것이다. 그 기회란 여러 가지 이유가 있겠지만, 흔히 스트레스로 인해 면역 시스템의 감시가 느슨해진 틈을 말한다.

그런데 스트레스를 받으면 왜 면역 시스템이 약해질까? 거기엔 숨은 스토리가 있다. 바로 장에 대한 이야기이다. 스트레스는 장에 직격타를 입히기 때문에 장에 본거지를 둔 면역 시스템도 손상을 입는 것이다.

우리는 앞서 면역 시스템을 구성하는 삼총사(면역세포, 장내 미생물, 장내 상피세포)를 함께 알아봤다. 스트레스는 이 세 요소 각각에 직접 부정적인 영향을 준다. 그 내용을 간단히 살펴보자.

첫째, 스트레스는 면역세포의 사멸을 유도한다. 즉, 면역 시스템이라는 군대를 구성하는 군인의 숫자를 감소시키는 것이다. 그 결과 면역 체계는 약해질 수밖에 없다.

둘째, 스트레스는 장내 미생물 생태계를 병원균이 우세한 상황으로 만든다. 그 결과 병원균은 염증을 유발하는 물질을 분비한다. 즉 적군들이 '이제 내 세상이다!' 하고 무기를 마구 쏘아대면서 국토를 황폐화시킨다.

그런 상황에서는 어처구니없지만 아군인 면역세포들도 적군과 함께 내 몸을 공격하기 시작한다. 정권이 바뀌었으니 권력을 잡은 세력에 편승하는 것이다. 이 때 T림프구의 종류 하나인 조절 T세포(Regulatory T cell)는 평소에 염증을 억제하는 쪽으로 작용하는 평화유지군이지만, 적군이 권력을 잡은 상황에서는 이 조절 T세포들조차 염증을 일으키는 종류의 T림프구(T17 cell)로 변신하기도 한다.[10] 스트레스가 아군도 반역을 일으키게 만드는 것이다. 그 결과 여러 가지 질병들이 발생하기도 한다.

셋째, 스트레스는 장 점막에 구멍이 뚫리게 한다. 스트레스 호르몬인 코르티솔이 분비되면 세포에서는 염증성 사이토카인(proinflammatory cytokine)의 분비가 증가된다. 이 사이토카인들은 장내 점막을 공격하여 손상시키는 염증을 유발한다. 그 결과 면역 시스템의 1차 방어벽인 장벽에 구멍이 뚫리게 된다. 장투과도가 증가될수록 우리 몸은 해로운 염증성 물질에 대해 무방비 상태가 된다. 그 결과 염증성 질환들에 그대로 노출이 되는 결과를 초래한다.

뇌와 장의 특별한 관계

지금까지는 스트레스가 장내 미생물을 비롯한 장내 면역 시스템에 미치는 영향을 알아보았다. 이번에는 장내 미생물이 스트레스에 주는 영향을 살펴보고자 한다. 우리 몸은 스트레스를 받으면 이에 자동으로 반응하는 시스템이 갖추어져 있다. 그중 하나가 시상하부-뇌하수체-부신까지 연결되는 축(Hypothalamus-Pituitary-Adrenal, HPA axis)으로서 스트레스에 대응해 코르티솔이라는 호르몬을 분비하게 된다.

생리학 저널에 실린 일본의 한 연구에서는 장내 미생물이 없는 무균 쥐가 스트레스를 받았을 때 코르티솔의 분비가 더 민감하게 증가하는 것을 발견하였다. 코르티솔의 과도한 분비는 결국 부신의 피로를 유발하여 만성피로증후군으로 이어질 수 있다. 무균 쥐는 장내 미생물 밸런스가 정상적으로 유지된 쥐에 비하여 같은 스트레스를 받았을 때 신체가 과민하게 반응한다는 뜻이다. 이 무균 쥐에게 유산균의 한 종류인 비피도박테리움 인판티스를 주입했더니 과민한 상태가 정상적으로 회복되었다. 이 연구는 뇌가 아니라 장내 미생물이 스트레스에 대한 호르몬의 반응이 적절하게 이루어지도록 조절해준다는 것을 시사한다.

또 장내 미생물은 수면 주기에도 영향을 준다. 우리가 잠을 잘 때 렘수면(REM sleep)과 논렘수면(Non-REM sleep)을 번갈아가며 나타난다. 이 중 신체의 회복은 주로 논렘수면 시에 이루어지는데, 이

논렘수면을 유도하는데 중요한 역할을 하는 물질의 생산을 자극하는 것도 역시 장내 미생물이 하는 일이다. 따라서 불면증을 치료하려면 장내 미생물 생태계를 바로잡는 노력은 필수이다.

이 외에도 장내 미생물은 학습 능력과 치매 예방에 중요한 뇌 성장인자 BDNF, 신경 활동을 안정시키는 가바(GABA), 우울증 치료에 중요한 비타민B12를 생산한다. 그리고 세로토닌(뇌 속 신경 전달 물질)의 80% 이상이 바로 장에서 만들어지며, 음식으로 섭취한 트립토판에서 세로토닌이 잘 만들어지도록 하는 데에도 장내 미생물이 관여한다.

06

인간을 위해 만든 물질, 인간을 위협하다

산업화 과정에서 공장이 생기고, 화학 산업이 발달하면서 이전에는 존재하지 않던 완전히 새로운 물질들이 생겨나기 시작했다. 이러한 물질들을 통틀어 제노바이오틱스(Xenobiotics)라고 한다.

제노바이오틱스는 '이물, 외부'라는 뜻의 접두사 '제노(xeno)'와 생물이라는 뜻을 가진 '바이오(bio)'를 연결한 말로, 일반적으로 인체나 동식물과 같은 생명체에서 유래된 것이 아닌 외부에서 인공적으로 만들어진 물질을 통칭하는 말이다. 농약, 살충제부터 시작해서, 식품 첨가물, 여름철마다 사용하는 모기 기피제까지 이러한 인공 화학물질은 현대 사회를 사는 우리를 둘러싸고 있다.

사람에게 유해한 인공 화학물질들은 아무리 건강한 음식을 먹고 열심히 운동해도 온전한 면역력을 갖기 어렵게 만든다. 최근 온 국민을 분노와 공포에 휩싸이게 한 가습기 살균제 사건이 그 예다.

이번 장에서는 이러한 인공 화학물질들이 내 몸의 면역시스템에 어떤 작용을 하는지 알아보고자 한다.

면역독성을 아시나요?

면역독성(Immunotoxicity)이란 사람이 의약, 농약, 일반 화학물질, 환경오염 물질에 노출돼 인체의 면역시스템에 발생하는 이상 증상 및 유해한 영향을 뜻한다. 산업화에 따라 개발된 여러 가지 새로운 인공 화학물질들은 면역 시스템을 계속 위협해오고 있다. 이는 그동안 수많은 연구들을 통하여 밝혀진 사실이다.[11]

환경 호르몬, 인공 화학물질에 의한 면역 시스템의 변화는 면역력을 약화시키기도 하고 잘못된 면역반응을 유도하기도 한다. 면역세포들의 활동을 억제한다면 병원균이나 암세포들에 대한 경계를 느슨하게 만들어 감염성 질환이나 암의 발생빈도를 높일 수 있다.

한편 불필요하고 잘못된 면역반응을 자극하는 것은 바로 자가면역 질환으로 이어질 수 있다. 예를 들어 과일, 채소의 해충 방지에 사용되는 농약인 '디엘드린(dieldrin)'은 적혈구에 대한 자가면역

반응을 유도하여 용혈성 빈혈을 발생시키기도 한다.

자가 면역 질환이란 이처럼 내 몸의 면역세포가 건강한 정상 세포를 적군으로 오해해서 염증을 일으키는 모든 질병을 통칭하는 말이다. 자가 면역 질환에는 전신 홍반 루프스(Systemic erythematous lupus), 쇼그렌병, 류마티스 관절염, 제1형 당뇨, 하시모토 갑상선염, 건선, 전신성 경화증 등 80여 종의 질병이 있다.

혹자는 자가 면역 질환의 병인을 '면역력이 너무 강해서'라고 잘못 알고 있는 경우도 있지만, 그것은 틀린 이론이다. 면역세포의 주된 임무는 '나'와 '타인'을 구별하는 것이다. 내 몸을 구성하는 세포를 공격한다면 그것은 면역세포의 기능에 문제가 생긴 것이지, 면역력이 과해서 생기는 단순한 문제가 아니다.

식품 첨가물,
공장에서 넣어주는 질병의 원인

그러면 자가 면역 질환은 왜 생길까? 면역세포는 도대체 왜 내 몸 속의 세포들을 '적'으로 착각하기 시작한 걸까?

자가 면역 질환은 산업화 이후 급격하게 유병률이 증가한 질병 중 하나로, 현재 전 세계적으로 증가하고 있다. 산업화라는 시대적 변화에 따라 사람들은 불가피하게 수많은 인공 화학물질들(제초제, 방부제, 인공향료, 표백제 등)에 노출되기 시작했다. 이러한 화학 물질들이 면역세포들을 헷갈리게 하고 면역 시스템을 교란시켜 자가 면역 질환을 유발하는데 공헌한다는 사실은 여러 연구들을 통해 점차 명확해지고 있다.[12]

우리는 수많은 가공 식품들을 먹고 산다. 과일, 곡식, 채소, 고기 등을 있는 그대로 먹으면 좋겠지만, 현대사회에서 중요한 가치인 편리함을 선택한 우리는 비닐봉지에 담긴 과자, 캔에 담긴 음료수 등을 섭취하기도 한다. 그 안에는 인공감미료, 향미증진제, 점증제, 유화제 등 다양한 인공 화학물질, 즉 제노바이오틱스들이 첨가되어 있다.

식품 첨가물들은 내 몸에 들어오면 면역 시스템에 혼선을 줄 수 있다. 유화제(emulsifier), 무기염류(inorganic salt), 유기용매(organic solvent)는 앞서 설명했던 장내 치밀이음부를 공격하는 자가 면역 반응을 유도한다. 소화관내로 들어온 음식에 대한 1차 면역방어선, 즉 전방을 지키는 치밀이음부을 파괴한 결과 장내 상피세포의 투과도(intestinal permeability)가 올라가,[13] 장누수증후군(leaky gut syndrome)을 유발한다. 장누수는 아토피성 피부염을 비롯한 여러 가지 자가면역 질환이 생기는 핵심 원인이다.

또 그 외에도 점진제, 가소제, 유화제와 같은 식품 첨가물은 병원균 중 한 종류인 마이코박테리아의 일부 구성 물질과 분자구조의 유사성을 가짐으로서 면역 시스템으로 하여금 마치 병균인 마이코박테리아가 들어왔다는 착각을 일으키기도 한다. 그 결과 면역세포들은 적군 없이도 체내에 염증성 사이토카인, 즉 무기를 발포하는 자가 면역 반응을 일으킨다. 이것이 바로 최근 유병률이 증가하고 있는 크론병의 원인 중 하나로 식품 첨가물이 지목된 이유이다.[14]

발암물질 중금속, 면역질환까지 유발한다

중금속도 예외는 아니다. 중금속이 인체에 주는 여러 가지 유해성은 이미 다 알려진 내용이지만, 자가 면역 질환을 일으키는 원인이 되기도 한다는 것은 별로 들어보지 못했을 것이다. 특히 수은은 신경계에 영향을 미치는데, 특히 뇌가 급격히 발달되는 영유아기에 더욱 뚜렷한 독성을 보인다.[15] 신경계의 자가 면역 반응은 뇌의 발달을 저해하여 자폐, 주의력결핍과잉행동장애(ADHD)와 같은 여러 가지 발달장애의 원인으로 주목을 받고 있다. 치아우식증의 치료를 위해 흔히 사용해온 아말감에서 나온 수은이 몸속으로 들어가서 자가 면역 반응을 일으키는 여러 가지 현상에 대해서는 이미 10여 년 전부터 많은 연구 논문을 통해 제시되었다.

'수은 중독' 하면 생소하게 느껴지겠지만 의외로 진단되지 못한 난치성 질환의 원인이 수은으로 밝혀지는 경우들이 종종 있다. 근육에 힘이 빠지는 근무력증으로 친구들처럼 뛰지 못하던 5세 어린이 환자가 있었다. 서울소재 유명 대학병원에서 유전자 검사를 포함한 모든 검사를 다 했는데도 원인을 찾지 못했다. 그러던 중 한 기능의학 병원에서 시행한 모발 미네랄 검사에서 수은이 비정상적으로 높게 검출되어서 수은 중독을 치료한 결과 지금은 또래아이들처럼 뛰어다니게 된 케이스가 있다.

우리가 생활 속에서 중금속을 만나게 되는 중요한 노출원은 바로 '담배'다. 질병관리본부 바이오뱅크과 김영열 연구팀은 22일 국민건강영양조사(2008~2011년) 자료를 활용해 흡연이 혈중 중금속 농도에 미치는 영향을 분석한 보고서를 공개했다.

흡연자의 혈액 검사 결과 비흡연자와 비교해 카드뮴은 23.8배, 납 3.7배, 수은 1.6배로 중금속의 혈중농도가 비흡연자에 비해 현저하게 높았으며, 혈중 중금속의 농도는 흡연량과 비례해 증가했다. 중금속은 잘 알려진 발암물질이기도 하지만 현재 원인이 불명확한 자가 면역 질환의 원인으로도 주목받고 있다.

흡연자는 담배가 발암물질임을 충분히 숙지하고도 좋아서 피우는 것이지만, 2차, 3차 간접흡연 피해자들은 억울할 뿐이다. 특히 어린 아이를 키우는 젊은 아빠들은 반드시 금연을 해야 한다. 보통 어린 자녀를 염려하는 흡연자 아빠들은 밖에서만 흡연을 하고, 귀가 후에 어린 자녀를 만나기 전에는 이 닦고 목욕까지 하기도 한다. 그렇다 하더라도 아빠가 숨을 들이마시고 내쉴 때마다 니코틴, 중금속을 비롯한 담배의 유해물질들은 어린 자녀들의 혈액에 차곡차곡 축적된다.

우리는 어릴 때부터 TV에서 백곰이 작은 얼음조각 위에 앉아 있는 공익 광고를 접해 왔다. 헤어 스프레이에서 나오는 프레온가스의 사용이 오존층을 파괴해 북극의 얼음을 녹이고 지구온난화를 만든다는 내용은 학창시절부터 귀에 못이 박히도록 들은 이야기이다. 산업화에 따른 환경 오염 물질들이 지구의 생태계를 파괴하고 그 결과가 인류에게 재앙을 가져온다는 것은 널리 알려진 이야기이다. 그러나 환경 호르몬, 식품첨가물, 중금속과 같은 제노바이오틱스들이 인체 면역 시스템을 위협한다는 사실은 아직 잘 알려지지 않았다.

특히 최근 전세계적으로 드라마틱하게 증가된 자가 면역 질환 유병률과 제노바이오틱스 사용량의 증가는 밀접한 상관관계가 있다. 물론 부분적으로는 더 연구되어야 할 부분이 남아 있고 논란의 여지가 존재하지만 환경 오염 물질이 면역 시스템에 미치는 악영향은 각 분야의 전문가들이 활발하게 연구하며 유해성을 입증해나가고 있다.

따라서 불가피하게 제노바이오틱스에 노출된 채 살아가는 우리는 이에 대한 경각심을 가질 필요가 있다. 그러나 다행히 우리 몸은 이러한 유해물질, 독성물질을 해독하고 배출할 능력을 갖추고 있다. 파워 면역력을 갖기 위해 건강한 식습관, 스트레스의 조절과 함께 제노바이오틱스의 해독을 체크하는 것도 놓쳐서는 안 된다.

07

생활패턴을 바꾸면 이렇게 달라진다

30대 젊은 사장님의 건강한 결심

내가 봉직의 시절에 만났던 환자들 중 기억에 남는 환자가 있다. 이분은 작은 회사를 운영하고 있는 30대 중반의 젊은 사장님이었다. 어린 자녀들을 키우는 젊은 아빠이기도 한 그는 회사일이 바쁜 나머지 건강을 돌보지 못했다. 살도 많이 찌고 피로감이 커서 건강 검진을 받았는데, 지방간이라는 진단 결과를 받았다. 게다가 콜레스테롤과 간 수치도 높게 나와 건강을 돌아보기로 결심하고 진료실 문을 두드린 것이다.

그는 낮 시간엔 일이 너무 바빠서 식사는 하루 한 끼만 먹는다고 했다. 그렇다고 하루 종일 물만 먹었다는 뜻은 아니었다. 사무실 한쪽 선반에는 초코파이, 컵라면, 탄산음료를 비롯한 각종 군것질거리가 늘 채워져 있었다. 일이 마무리되는 퇴근 시간은 늘 밤 9시가 다 된 시간이었고, 하루 일과를 끝내고 하루 한 끼의 식사를 10시가 되어서야 먹었다.

그마저도 아내가 차려주는 집밥을 먹는 것이 아니었다. 낮에 일하느라 끼니를 대충 떼운 것에 대한 보상심리로 주로 육식 위주의 외식 또는 배달음식을 술과 함께 먹는 것이 일상이었다.

그런데 놀랍게도 이 사장님은 병원에 찾아오기 전 이미 사무실 안에 늘 비치되어 있던 가공식품들을 모두 치워버렸다. 그리고 아침, 저녁은 과일과 채소를 갈아 마시는 해독주스로, 점심은 아내가 싸준 도시락을 먹기로 이미 결심한 상태로 더 자세한 상담과 코칭를 받고 싶어서 병원을 찾아온 것이다.

나는 해독주스 이외에 피로감의 개선을 위해 에너지 생성 및 해독에 필요한 영양소에 대해 설명하고, 음주 습관을 교정하도록 격려했다. 그리고 비타민C를 비롯한 여러 가지 영양제와 유산균을 처방했다. 석 달 뒤 그를 다시 만났을 때, 그는 놀라울 정도로 몸이 회복되어 있었다. 늘 피곤하던 만성피로가 해결되었고, 체중은 10kg 이상 감량했으며, 간 수치, 중성지방 수치도 정상화되었다.

그의 기존 생활 패턴은 정말 최악이었다. 그의 식습관 덕분에 그의 몸은 정상보다 훨씬 빠른 속도로 노화와 질병을 향해 달려가고 있었다. 그러나 그의 변화된 태도와 자세는 내가 만났던 환자들

중에 최고였다. 잘못된 방향으로 달려가던 것에서 일단 멈추고 건강을 향해 삶의 방향을 돌이켰다. 건강의 터닝 포인트를 스스로 만든 이 30대 젊은 사장님은 이제 앞으로 결심한 대로 살기만 한다면 건강한 면역력을 갖추게 될 것이다. 그리고 모든 종류의 암과 심혈관질환, 자가 면역 질환, 감염성 질환으로부터 점점 더 멀어지는 건강한 삶을 누리게 될 것이다.

가장 강력한 치료제, 생활 습관 개선

위에서 언급한 젊은 사장님이 선택한 치료 방법은 '생활 습관 바꾸기'였다. 사실 지구상에 이보다 더 강력한 치료제는 없다. 연구 논문으로 밝혀진 것만 소개하자면, 생활 습관의 개선은 첫째, 원인 불문하고 모든 종류의 사망률을 70% 감소시키는 효과가 있다. 둘째, 심장혈관인 관상동맥질환 발병 위험도를 83% 감소시켰다.[16] 셋째, 여성의 당뇨 위험도를 91% 감소시켰고,[17] 남성의 대장암 위험도를 71% 감소시켰다.[18]

또, 세계적인 의학 저널 란셋(Lancet)에 실린 라이언 식이 심장연구에서는 심장질환을 진단받은 환자들에게 몇 년간 지중해식 식단을 먹도록 식습관을 개선시켰더니 심장질환이 79%나 감소했다는 결과를 발표했다.

최근 세 명 중 한 명이 암으로 사망한다는 뉴스가 보도되면서,

많은 사람들이 가지고 있는 암에 대한 두려움이 증폭됐다. 그런데 암은 천재지변이 아니다. 지금까지 연구된 암의 원인을 살펴보면 유전적 원인은 5~10%뿐이고, 환경적인 원인이 90~95%를 차지한다. 즉 대부분의 암은 우리가 생활 습관을 통해 얼마든지 예방할 수 있는 방법이 있다는 뜻이다.[19]

환경적 원인 중 1위는 식습관으로 30~35%의 비중을 차지했으며, 2위는 흡연(25~30%), 3위는 감염(15~20%), 그리고 그 외 기타에는 방사능, 스트레스, 운동부족, 환경오염 등이 포함되어 있었다. 만약 우리 집안에 특별히 암이 유전되는 가족력이 없다면, 내가 생활 습관을 건강하게 바꿈으로써 거의 모든 암을 예방할 수 있게 된다.

암뿐만 아니라 성인병, 만성질환은 식습관의 개선과 운동으로 치료를 시작해야 한다. 만성질환의 대표주자인 당뇨병과 고혈압을 진단받은 환자들은 평생 약을 먹어야 한다는 사실에 매우 속상해한다. 그러나 약이 아닌 생활 습관 개선으로 치료해 약을 모두 끊고 건강을 유지하는 사람들이 생각보다 많다. 신경외과 전문의로서 자연식물식으로 환자를 치료하고 계시는 황성수 박사님은 생활 습관을 고치는 학교 〈황성수의 힐링스쿨〉을 운영하신다. 이곳에서 이미 2000여 명의 만성질환 환자들이 현미 채식이라는 건강 식단을 실천함으로써 건강을 회복하고 있다.

환자의 실천이 기능의학의 핵심

기능의학 치료를 시작하기 위해 반드시 필요한 선행조건 한 가지가 있다. 바로 환자 자신이 생활 습관을 얼마나 변화시킬 것인가의 문제, 즉 본인의 치료 의지이다.

기능의학 의사는 왜, 그리고 어떻게 생활 패턴을 바꾸어야 하는지를 알려주고, 또 무엇을 먹고, 무엇을 먹지 말아야하는지 전문가의 입장에서 조언해줄 수 있다. 또 면역력을 정상화하고 현재 증상을 치료하기 위해 처방하는 영양소를 보충하는 방법도 알려준다. 그러나 온전한 치료 효과를 위해서는 환자 본인의 생활 습관 개선이 꼭 필요하다. 실천은 환자의 몫이다.

건강에 대한 대중의 관심이 높아지면서 건강 관련 프로그램이 많이 방영되고 있다. 각 분야 전문가들이 나와서 어떻게 먹고, 어떻게 생활해야 건강해지는지 방법을 친절하게 알려주고 있지만, 20~30대는 아직 그런 정보에 관심도 없다.

요즘 1인 가구가 늘면서 부실한 혼밥 식탁으로 인해 그들의 건강이 문제가 된다는 신문 기사를 본 적이 있다. 이해는 간다. 혼자 한 끼 먹자고 식재료를 씻고 썰고, 끓이고 밥상을 차리는 수고는 번거롭게 느껴질 수 있다.

그래서 특히 혼자 사는 미혼의 20, 30대 젊은이들의 식사는 인스턴트, 냉동식품, 레토르트식품 등 간편식 위주로 구성되는 경우가 많다. 사실 육아에 지친 젊은 부부들도 그런 종류의 음식들을 선호한다. 특히 에어프라이어의 보급으로 냉동 가공식품을 이용하는 사람들이 더 많아졌다. 이런 식습관의 경우 신선한 채소, 과일, 현미잡곡밥, 질 좋은 지방, 단백질을 골고루 섭취할 확률이 줄어든다.

물론 간편함을 추구하는 이러한 생활패턴이 질병을 향해 가고 있다는 사실을 어렴풋이 느끼고 있을 것이다. 그러나 과거의 생활습관을 고치고 건강을 위해 새로운 식단을 시작하고, 또 안하던 운동을 시작하는 일이 그리 쉽지만은 않다. 내면의 귀찮음, 게으름을 극복할 만한 동기부여가 있어야 변화가 시작될 것이다.

꼭 기억하자. 나를 건강하게 해주는 것은 약이 아니다. 내가 주체적으로 건강한 생활 습관을 확립하는 것이 나의 면역력을 건강하게 지탱해주는 가장 중요한 방법이다. 그것을 잘 실천하기만 한다면 건강한 면역력은 나의 일, 학업, 인간관계 등 모든 삶의 영역에서 시너지 효과를 발휘할 것이다.

Part 2

어떻게 파워 면역력을 올릴 것인가?

1장

몸에 좋은 영양소를 찾아라

01

장내 유산균 잘 키우는 법

유산균? 유익균? 프로바이오틱스?

유산균이라고 하면 다들 우유를 발효시킨 요구르트를 떠올린다. 유산균의 '유'는 한문으로 '젖 유' 자이다. 우유의 유당을 발효시켜 젖산, 즉 유산을 생성하여 시큼한 맛이 나는 요구르트를 만드는 미생물을 총칭하여 유산균이라고 부른다. 유산균은 요구르트뿐만 아니라 치즈, 버터, 와인, 김치 등의 발효식품을 만드는 데 널리 사용된다.

영어로는 유당을 락토오스(lactose), 유산은 락틱애시드(lactic acid) 그리고 유산균은 락토바실러스(Lactobacillus)라고 한다. 락토바실러스에는 여러 종류가 있는데 상당히 많은 종류가 우리 몸을 이롭게 하는 프로바이오틱스에 속한다. 프로바이오틱스(Probiotics)는 인체의 건강에 도움을 주는 미생물을 총칭하는 더 넓은 범위의 개념이다. 우리말로 바꾸자면 '유익균' 정도가 적당하겠다. 현재까지 가장 많이 연구된 유익균의 대부분을 차지하는 락토바실러스, 비피더스균 모두 젖산을 생산하기 때문에 굳이 학문적인 내용을 따지는 것이 아니라면 유산균과 프로바이오틱스, 유익균은 동의어로 사용해도 무방하다.

나의 장은 유산균이
살기 좋은 환경인가?

앞서 언급했듯이 유산균이 장에 잘 정착하려면 장내 상피세포가 건강해야 한다. 장에 염증이 많으면 유익균도 유해균처럼 돌변할 수도 있다. 또 장내 면역 시스템의 평화를 지키고 있던 면역세포도 염증 세포로 변하기도 한다.

여기서 핵심은 '염증'이다. 유산균의 본래 역할은 장의 평화 유지, 즉 염증 억제이다. 그런데 우리가 설탕, 과당 등 빠르게 포도당으로 분해되는 당류를 많이 섭취한다면 유산균이 아닌 유해균의 증식이 활발해진다. 그 결과 유해균이 내뿜는 화학물질들이 장의 염증을 유발해 유산균에게 불리한 환경을 제공한다. 또한 수면 부족이나 스트레스를 받으면 염증을 억제하고 있던 미주신경의 힘이 약해지면서 장에 염증이 생길 수 있다. 장의 염증은 장을 손상시켜 장누수증후군을 만들고 유산균이 살기 어려운 환경을 조성한다.

이렇게 장이 안 좋다면, 아무리 비싼 유산균 제품을 먹어도 장에 정착시킬 수가 없다. 그래서 유산균을 먹기 전에 장의 상태를 먼저 점검하고 손상된 부분이 있다면 이를 회복하는 것이 선행되어야 한다.

장을 회복하기 위해서는 글루타민(glutamine)을 충분히 섭취할 필요가 있다. 글루타민은 아미노산의 일종으로, 장점막의 에너지 대사를 개선시켜 세포의 재생을 돕는다. 그뿐 아니라 글루타민은 이미 장누수가 생긴 상태라도 세균이 장에 뚫린 구멍을 통과해 혈류로 들어가는 것을 감소시켜 준다. 이외에도 필요한 영양소로는 비타민A, 비타민D, 오메가3 지방산이 있으며 또 양파에 풍부한 항산화제 퀘르세틴과 같은 플라보노이드(식품에 있는 노란색 계열의 천연색소)들도 손상된 장의 수복을 돕는다. 이들은 면역 시스템을 안정화시켜 장의 염증을 줄이고, 유해균에 의한 장벽 손상을 막아줌으로써 유산균이 살기 좋은 환경을 조성하는 데 기여한다.

유익균을 복용하고 싶다면

유산균을 단지 새콤달콤한 요거트의 맛 때문에 섭취하는 것이 아니라, 이를 통해 건강에 도움을 얻고 싶다면 유산균의 생사 여부를 확인할 필요가 있다. 미생물들은 상온에 보관하면 점점 사멸하기 때문이다. 그런데 시중에 나와 있는 프로바이오틱스 제품들은 대다수가 실온에서 유통되고 있어서 이들이 정말 살아서 장에 정착할 수 있는 '생균'인지 의심스럽다. 따라서 유익균 제품의 전체 유통과정이 냉장 상태로 유지되는 것이 좋다. 그나마 겨울에는 여름보다 유익균들의 생존률이 높을 수 있겠지만, 우리는 유통과정의 온도를 정확히 알 수는 없지 않은가.

물론 상온에서 유통되는 프로바이오틱스 제품들이 의미가 없는 것은 아니다. 생균이 아닌 사균도 장 속에 들어가면 유익균을 증식시키는 데 도움이 된다. 그러나 항생제 치료를 받아서 장내 미생물이 전멸한 상태이거나 질병 치료의 목적으로 유산균을 섭취하고자 한다면 냉장 유통되는 유익균 제품을 섭취하는 것이 좋다.

섭취하는 유산균의 종류는 다양할수록 좋은데, 그중 나에게 맞는 균을 발견한다면 금상첨화다. 여러 가지 종류의 유산균이 들어 있는 제품을 섭취하면서 자신의 건강 상태를 관찰해보자. 연령에 맞는 유산균을 선택하는 것도 중요한데, 유아에게는 비피도박테리움 인판티스, 어린이와 어른에게는 락토바실러스 애시도필루스를 추천한다.

우유에 들어 있는 유당(젖산)을 분해하는 효소가 없어 우유만 먹으면 설사를 하는 사람들이 있다. 이를 '유당불내증'이라고 한다. 유산균 제품에는 우유 성분이 포함된 경우가 많아 유당불내증이 있는 사람에게 설사를 일으킬 수 있으므로 유당이 들어 있지 않은 유산균 제품을 잘 선별해 사용할 필요가 있다.

사실 유산균이 건강기능식품으로 등장하기 훨씬 전부터 인류는 유산균이 풍부한 발효식품을 통해 장 건강을 지켜왔다. 그 중에서도 으뜸은 바로 한국의 김치이다. 적당히 익은 김치에는 유산균이 풍부하게 들어 있다. 김치를 발효시키는 유산균은 김치의 강한 염분과 산성에도 견디고 살아남은 튼튼한 균주로서 우리 몸속 위산에도 끄떡없이 장까지 살아간다. 그래서 이중 삼중 코팅으로 장까지 살아가게 만든 유산균 제품보다 발효된 배추의 섬유질까지 함께 들어온 김치유산균이 더 믿을 만하다.

요구르트도 대표적인 발효식품이다. 그런데 시판 요구르트에는 당분이 지나치게 많이 들어 있는 경우가 많다. 이는 오히려 유해균에게 더 좋은 먹이를 제공하는 셈이다. 요구르트로 유산균을 섭취하고자 한다면 무가당을 선택하자. 특히 이유식이 막 끝나 단맛을 아직 접하지 않은 아기들이라면 무가당 요구르트도 맛있게 먹을 것이다. 살아 있는 종균을 얻어 집에서 우유를 직접 발효시키는 것도 무가당 요구르트를 만드는 좋은 방법이다.

프로바이오틱스보다
프리바이오틱스

여러 종류의 유익균을 골고루 꾸준히 잘 섭취했다고 하더라도 채소와 과일은 먹지 않고 빵, 국수 등 밀가루를 주식으로 하고, 육가공품, 패스트푸드 같은 음식만 열심히 먹는다면 기껏 장에 데려다놓은 프로바이오틱스들을 쫄쫄 굶기고 있는 것이나 마찬가지인 셈이다.

비싼 생균을 섭취한다고 하더라도 그들이 위산과 담즙을 통과하여 장에 생착하는 과정은 생각보다 힘겹다. 장내 유익균을 늘리기 위해 프로바이오틱스의 섭취보다 더 효율적인 방법은 이미 자신의 장에 서식하고 있는 미생물들 중에 프로바이오틱스, 유익균들을 증식시킬 수 있는 먹이를 챙겨서 공급해주는 것이다.

프로바이오틱스의 생존과 증식에 도움이 되는 유산균의 먹이를 가리켜 프리바이오틱스(prebiotics)라고 한다. 이눌린, 프록토올리고당, 락툴로오스, 섬유질 등이 이에 해당한다. 프리바이오틱스가 풍부한 음식으로 식습관을 바꾼다면 우리 몸에는 유익균이 증가되는 방향으로 장내 미생물 생태계가 변화되어 면역력이 튼튼해진다.

섬유질은 인체에서는 소화시키지 못해 에너지원으로 사용할 수 없지만 유익균에게는 좋은 먹이인 프리바이오틱스이다. 유익균은 섬유질을 먹고 소화시켜 에너지를 얻고 살아가면서 짧은사슬지방산을 생성한다. 짧은사슬지방산은 유산균이 섬유질을 소화시키면서 잘려져 나온 조각인데, 대장암을 예방하고 장 점막에서 병원균의 활동을 억제하기도 한다. 또 장의 평화를 유지하는 면역세포인 조절T세포의 개수를 적절히 조절해 장에 염증이 생기는 것을 막아 장 건강에 기여한다.[1]

이렇게 좋은 프리바이오틱스를 어떻게 섭취해야 할까? 그런데 우리는 이미 일상 속에서 프리바이오틱스를 먹고 있다. 바로 양파와 마늘을 통해서 말이다. 양파에는 프록토올리고당과 이눌린이라는 두 가지의 프리바이오틱스를 모두 포함하고 있으며 그 외에도 건강에 유익한 항산화 성분도 많다. 유산균을 키우고 싶다면 양파를 많이 먹는 것도 좋은 방법이다. 마늘도 양파와 마찬가지로 프록토올리고당, 이눌린을 모두 포함하고 있는 훌륭한 프리바이오틱스 식품이다. 또한 치커리 뿌리에도 이눌린이 풍부하게 들어 있다.

그 외에도 아스파라거스, 바나나, 토마토, 시금치, 오트밀, 아마씨 등이 프리바이오틱스를 함유하고 있다. 이처럼 프리바이오틱스는 주위에서 쉽게 구할 수 있는 채소, 과일에 많이 들어 있다.

면역력의 핵심인 건강한 장내 미생물 생태계를 위해 우리가 할 수 있는 최선의 방법은 내가 먹는 음식을 점검하고, 미생물이 잘 살아갈 수 있는 방향으로 식단을 바꾸는 것이다. 특히, 면역질환이 있는 환자들은 반드시 식단부터 철저하게 점검해야 한다. 실제로 채식 위주로 식습관을 바꾼 결과 장내 미생물총이 건강하게 변화되어 자가 면역 질환인 류마티스 관절염의 자각 증상 및 염증 수치가 개선되었다는 연구들이 있다.[2 3]

유산균이 살기 좋은 환경을 위해 설탕의 섭취를 줄이고 신선한 채소, 과일들로부터 장내 상피세포를 건강하게 유지시켜주는 영양소를 섭취하는 것이 중요하다. 이것은 동시에 프리바이오틱스를 제공하는 훌륭한 방법이기도 하다.

02

육식보다 채식하라

채소, 최고의 항산화제

영양제 마케팅의 효과로 '항산화제'라는 말은 대중에게 꽤 익숙해졌지만, 산화(oxidation)와 항산화(anti-oxidation)의 개념을 제대로 이해하고 있는 사람들은 많지 않다. 산화라는 것은 쉽게 말해서 일종의 조직 손상 과정이다. 예를 들어 철이 녹스는 것, 껍질을 깎아놓은 사과의 표면이 갈색으로 변하는 것이 바로 '산화'이다.

우리의 몸은 폐호흡을 통해 산소를 혈중으로 흡수한다. 그리고 그 산소는 세포 내부의 미토콘드리아까지 도달해 에너지를 만들어내는데 쓰인다. 그런데 산소를 통해 에너지를 만들어 낼 때 불가피하게 생기는 것이 바로 '활성산소'이다.

활성산소는 분자구조상 불안정하기 때문에 주변 물질로부터 전자를 빼앗으려는 공격 성향을 갖는다. 활성산소는 면역세포가 외부 침입자인 병균을 죽이는 무기로도 사용되며, 수명이 다 된 세포의 정상적인 사멸과정에도 사용되는 중요한 도구이다. 하지만 활성산소의 양이 과해지면 이것은 체내의 이곳저곳을 산화시킨다, 심지어 세포 내의 DNA까지 공격하여 암, 성인병 등 여러 가지 질병의 발생 원인이 되기도 한다.

정리하자면 내가 살아 숨을 쉬고 있는 한 활성산소의 발생은 불가피하다. 그리고 적절한 수준의 활성산소는 체내의 면역반응에 유용하게 사용된다. 그러나 활성산소의 양이 과해지면 우리 몸에서 여러 조직을 산화시켜 병을 일으킨다. 그러나 우리 몸에서는 이 활성산소의 공격을 방어하는 자체 시스템이 있다. 이를 '항산화물질(anti-oxidant)'라고 부르며 그 대표적인 항산화물질이 바로 '글루타치온'이다.

항산화제라고 하면 텔레비전 광고에 나오고, 약국에서 파는 영양제를 떠올릴지 모르겠다. 하지만 진짜 항산화제는 지금도 우리 몸에서 자연적으로 만들어지고 있다. 그리고 매 순간 내 몸 안에서 만들어지는 암세포를 제거하는 임무를 수행한다. 이처럼 중요한 면역 시스템의 일부를 담당하는 것이 바로 '글루타치온 시스템'이다.

우리는 신선한 채소와 과일을 섭취함으로써 체내 글루타치온을 높일 수 있다. 글루타치온이 풍부한 대표적인 음식을 100g당 글루타치온의 함유량 순서대로 나열하자면 아스파라거스, 아보카도는 28mg 내외의 비슷한 수치로 1, 2위를 차지했으며 3위인 시금치는 11.4mg, 공동 4위로는 브로콜리, 멜론, 토마토가 9mg, 기타 당근, 자몽, 오렌지, 애호박, 딸기, 수박, 파프리카, 복숭아, 레몬 등에도 글루타치온이 함유되어 있다.[4]

글루타치온 외에도 채소, 과일에 들어 있는 항산화제는 그들의 색깔만큼이나 다양하다. 사실 과채류마다 가지는 고유한 색깔을 내는 색소 그 자체가 항산화 물질이다. 토마토에 풍부하며 노란색을 띠는 수용성 색소 '플라보노이드', 블루베리, 포도, 딸기 등 베리류의 푸른빛을 제공하는 '안토시아닌', 양파의 '퀘르세틴', 감귤류의 '헤스페리딘'과 '탄제리틴', 녹차의 '카테킨' 등 이처럼 여러 가지 종류의 항산화물질들은 암을 예방하는 효과와 함께 매일 나에게 활력을 주고 스트레스, 공해물질로부터 생긴 활성산소를 처리해 피로를 덜어주는 고마운 역할을 한다.

동물성 식품이 암의 발병을 높인다

항암 능력을 가진 채소에 비해 고기는 애석하게도 오히려 반대 역할을 담당한다. 즉 육식을 많이 할수록 암, 심혈관계 질환을 비롯한 여러 가지 질병의 위험도가 올라간다. 이를 뒷받침하는 수많은 연구들이 있지만, 가장 대표적인 것이 바로 '차이나 프로젝트(china project)'이다. 이 프로젝트를 진행한 당시 중국의 농어촌 지역 사람들은 태어난 마을에서 거의 평생을 살기 때문에 식생활의 영향이 평생에 걸쳐서 나타나는 것을 관찰할 수 있는 좋은 표본이었다.

콜린 캠벨(T. Colin Campbell) 박사는 미국 코넬 대학, 옥스퍼드 대학의 연구진을 동원해 중국 정부와 함께 역대급 최대 규모의 역학 조사를 진행했다. 연구팀은 1970년대부터 20여 년간 중국 농어촌 지역 65개 군에서 성인 남녀 각 100명씩 총 6,500명을 대상으로 그들의 식습관을 철저히 조사하고, 혈액검사, 소변검사 결과를 모았다. 그 방대한 연구 결과를 요약해놓은 책이 바로 《차이나 스터디(The China Study)》이다.

이 획기적인 연구에서는 무려 8,000가지 이상의 통계적으로 의미 있는 결과를 얻었고 그 핵심 내용은 각 지역의 식습관이었다. 이 연구를 바탕으로 콜린 캠벨 박사는 암을 비롯한 많은 성인병의 원인을 규명해내기 시작했다.

그중 우리가 주목할 것은 유제품을 포함한 동물성 식품의 섭취량이 많을수록 암 발병률이 높게 나타났다는 사실이다. 동물성 식품을 많이 먹을수록 성장도 빨랐으며, 초경의 나이도 빨라지고 이와 함께 조기 노화가 일어났다. 성조숙과 과도한 성장을 유발하는 요인들은 유방암, 전립선암뿐만 아니라 여러 가지 암의 발병을 높인다는 사실이 이 연구를 통해 밝혀졌다.

그렇다고 모두가 채식주의자가 되라고 강요할 생각은 없다. 다만 현재의 식습관에서 육식을 줄이고 채소를 늘리는 것이 암으로부터 멀어지고 건강으로 가는 지름길이라는 사실을 명심하길 바란다.

옛날 가축들은 죽기 전까진 평소에 자유롭게 돌아다니며 풀이나 볏집을 먹고, 항생제나 성장촉진호르몬 투약도 없이 지냈다. 지금의 가축들과 달리 그야말로 진정한 복지를 누리면서 살았다. 그렇게 키워서 얻어진 달걀, 소고기에는 오메가3도 풍부하게 들어있다. 그러나 지금 우리가 접하는 대부분의 동물성 식품은 좁은 공간에서 항생제, 성장촉진제 등 여러 가지 약물을 투약 받으며 키워진 결과물임을 기억하라.

채소의 다양한 식감과 색깔의 놀라운 향연

채소가 몸에 좋다고 이야기하면 할머니 환자들은 자신은 늘 채식을 한다면서 김치와 장아찌를 말씀하신다. 물론 그것도 좋은 식품이다. 그러나 아쉬운 점은 섭취하는 채소의 종류가 다양하지 못하다는 것이다.

우리 몸의 면역 시스템은 동일한 성분이 반복적으로 들어오면, 그 성분에 대해 예민해지고 염증이나 알레르기 반응을 일으키려는 경향이 있다. 그래서 이왕이면 다양한 식품을 섭취하는 것이 면역 시스템을 자극하지 않는 식사이다.

비타민C, 코엔자임Q10, 여러 가지 효소들은 고온에서 조리하게 되면 파괴되기 쉬운 영양소이다. 그러나 익힌 음식 외에 생채소를 함께 먹는다면 이처럼 열에 약한 영양 성분들을 고스란히 섭취할 수 있다는 장점이 있다.

이러한 성분들을 잘 섭취하기 위해 식사 때마다 식탁 위에 신선한 생채소를 올리길 제안한다. 치커리, 청경채 등의 채소에 발사믹 식초와 올리브유를 섞은 드레싱에 견과류를 첨가한 샐러드도 좋고, 다양한 종류의 푸짐한 쌈 채소도 좋다.

우리의 식탁에도 종종 싱싱한 초록색 잎사귀들이 푸짐하게 올라올 때가 있다. 바로 고기 구울 때 곁들이는 상추와 깻잎이다. 서양에서는 스테이크 옆에 익힌 채소들을 약간 곁들이는 것이 전부인데, 한국 스타일은 고기를 먹을 때 넓직한 생채소에 마늘, 고추까지 올려 싸먹는다. 이처럼 고기 먹는 방법에 있어서는 우리나라가 서양에 비해 훨씬 건강하고 바람직하다고 볼 수 있다.

육식은 장운동을 둔화시키고 변비를 유발할 수 있는 위험성이 있는데 쌈채소의 섬유질은 섭취한 고기들을 데리고 몸 밖으로 빠르게 배출할 수 있도록 도와주기 때문에 건강에 매우 유익하다. 마트에 가서 쌈채소 종류가 진열된 것을 살펴보고 각 종류별로 조금씩 사와서 한번 그 맛을 음미해보자. 비슷하게 생겼지만 맛에 미묘한 차이가 있다. 게다가 고맙게도 계절마다 주로 나오는 채소의 종류도 달라진다. 상추의 맛과는 다른 식감과 향, 색깔을 가진 여러 가지 채소를 즐겨보자. 톡 쏘는 맛의 겨자채부터, 매력적인 향이 있는 신선초, 은은하고 단맛과 상큼한 청량감을 주는 파프리카 등 채소가 주는 맛의 경험은 육류나 곡식과는 비교할 수 없을 만큼 폭이 넓다.

보양식, 고영양식이라고 하면 대부분 고기를 주재료로 하는 음식을 떠올린다. 그것은 음식 섭취량, 열량 자체가 부족한 것이 주된 건강 문제였던 옛날의 이야기가 아닐까? 고열량이 문제가 되는 이 시대를 살아가는 우리의 몸에 기운을 북돋워주는 비타민, 미네랄, 항산화 성분들은 고기보다 채소에 훨씬 많이 들어 있다. 식탁을 빨강, 초록, 노랑 등 총 천연색의 채소로 꾸며보자. 우리 몸에 필요한 영양소를 골고루 채워주고 면역력을 향상시켜줄 것이다.

03

고칼로리 영양실조, 미토콘드리아를 병들게 한다

약국에 가면 '포도당 캔디'라는 것이 있다. 포도당은 우리가 먹는 모든 음식이 소화되어 분해되는 최종 분해산물로서 우리 몸의 에너지원으로 사용된다. 포도당은 밥, 감자에 들어 있는 녹말인 복합탄수화물과는 다르게 소화 과정 없이 즉시 에너지를 공급할 수 있다. 이 점에 착안해 만들어진 포도당 캔디는 즉시 에너지를 얻고 싶은 사람들이 사먹는 가공식품인 듯하다.

그런데 이렇게 포도당만 잔뜩 우리 몸에 넣어주면 그것이 전부 에너지가 될까? 포도당만 넣어주면 몸에서 바로 힘이 솟는다는 생각은 마치 마술사가 마술상자에 넣은 손수건이 '얍!' 하고 외치는 순간 토끼가 되어 나왔다는 사실을 그대로 믿는 것만큼 황당하다.

음식이 에너지가 되려면

사람은 음식을 섭취함으로써 에너지를 얻고, 신체를 유지하며 살아간다. 이것은 생존이 달린 매우 중요한 일이다. 그런데 이것은 생각보다 복잡한 생화학적인 과정을 통해 이루어진다.

우리가 먹는 음식이 에너지로 전환되는 과정을 한번 차근히 살펴보자. 우리가 음식을 먹으면 그 음식을 입에서 씹고, 위와 소장에서 소화 효소로 분해해서 최종적으로 포도당 단일분자 형태가 된다.

여기서 끝이 아니다. 포도당이 세포 안으로 들어왔다는 것은 땔감을 난로가 있는 방 안으로 들여놓았다는 뜻이다. 여기서 땔감은 포도당이며, 방은 세포이고, 난로는 미토콘드리아(세포의 소기관)를 비유한 것이다. 방을 따뜻하게 하려면 가지고 온 땔감을 난로 속에 넣어야 한다. 즉 포도당이 미토콘드리아 안으로 들어가야 한다. 그러기 위해서는 포도당이 여러 단계의 화학적 변화 과정을 거쳐 아세틸-코에이(Acetyl-CoA)라는 형태로 변해야 한다.

땔감을 난로 안에만 넣으면 끝일까? 아니다. 아직 한 단계가 더 남아 있다. 성냥을 켜서 땔감에 불을 붙여야 방을 따뜻하게 할 수 있다. 즉 포도당에서 에너지를 뽑아내기 위해 미토콘드리아 내에서 TCA회로(Kreb's cycle이라고 부르기도 한다)라고 하는 에너지 발생 과정이 원활하게 돌아가야 한다. 이렇게 복잡한 과정을 통해 우리 몸은 음식으로부터 에너지를 얻어낸다. 이 에너지 생성 과정이 잠시라도 중단되면 생명은 유지될 수 없다. 이를 통칭하여 '에너지 대사과정'이라고 부른다.

여기서 기억해야 할 것은 포도당이 TCA회로로 진입해 에너지를 만들어내기 위해 꼭 필요한 영양소가 있다는 사실이다. 대표 영양소는 비타민B군으로, 비타민B1(티아민), B2(리보플라빈), B3(니아신), B5(판토텐산), B6(피리독신), B7(비오틴), B9(엽산), B12(코발아민)이 모두 이 에너지대사 과정에 사용된다. 그 외에도 리포익산(lipoic acid), 마그네슘, 코큐텐(Coenzyme Q10)도 에너지 대사에 없어서는 안 될 필수 영양소이다.

칼로리와 티아민의 불균형

비타민B군 중 첫 번째인 티아민은 특히 탄수화물의 에너지 대사에 중요한 비타민이다. 티아민이 부족해지면 섭취한 탄수화물을 에너지원으로 사용하는데 문제가 생긴다. 쉽게 말해 땔감이 방에 쌓여있으나, 정작 난로 속으로 들어가지 못해 방이 추운 상황이나 마찬가지이다. 이러한 맥락에서 다이어트에 성공하고 싶다면 비타민B군이 결핍되지 않게 보충하여 먹은 음식이 에너지로 원활하게 소모되도록 하는 것은 기본 중에 기본이다.

음식이 연료가 되려면 앞서 설명했듯 엔진의 문을 열어주고 가동시키는 일꾼들(비타민B군, 마그네슘, 코큐텐, 리포익산 등)이 필요하다. 특히 포도당에서 변환된 피브루산이 에너지를 만드는 TCA회로에 진입하는 중요한 관문을 통과하려면 '티아민'이라는 열쇠가 필요하다.

그런데 만약에 고칼로리 탄수화물만 잔뜩 먹고, 그것을 처리할 티아민의 섭취가 부족하다면 어떻게 될까? 이것을 공장에 비유하자면 공장 직원(티아민)과 제품 생산할 기계(미토콘드리아)는 한정되어 있는데, 사장이 자꾸만 주문만 많이 받아 원재료(열량 공급원, 포도당)만 창고에 자꾸 쌓이는 상황이 되는 것이다. 이것이 바로 '칼로리/티아민 불균형' 상태이다.

고탄수화물 식이에 의한 이 불균형은 미토콘드리아를 병들게 한다. 미토콘드리아가 자신의 역할을 제대로 하지 못하면, 에너지 요구량이 가장 높은 뇌세포와 심장이 가장 먼저 타격을 입는다. 그 결과 심부전과 근육손실, 신경세포의 장애로 인한 정신 착란 증세가 나타난다. 이것이 바로 대표적인 티아민 결핍 질환인 '베리베리 증후군'이다. 이보다 더 극단적인 결핍증은 '베르니케-코사코프 신드롬'이라고 불리는데 정신착란 증상 및 우울증, 환각 증상이 나타나며 치료가 지연되는 경우 영구적인 뇌손상까지 일으킬 수 있다.

칼로리/티아민 불균형은 자율신경계의 기능 저하 또한 초래한다. 그 결과 식은땀이 나거나, 가만히 있는데 맥박이 빨라지고, 주의 집중이 잘 안 되며, 수축기 혈압과 이완기 혈압의 차이가 벌어지거나 혈압이 오르락내리락 불안정해지는 등의 증상이 나타나는데, 이를 통틀어 '기능적 자율신경실조(functional dysautonomia)'라고 한다. 이는 앞서 설명한 결핍증보다는 경미한 티아민 결핍의 증상들이지만, 그렇기 때문에 간과되기 쉬우며 현대인들에게 흔하게 발생한다. 하지만 이러한 증상을 호소하는 환자들에 대해 영양학적으로 접근하여 티아민의 부족을 생각하는 의사들은 사실 많지 않다.

기능적 자율신경실조의 증상들은 공황장애로 오해받기 쉬워서 엉뚱하게 정신과 약을 먹게 되는 경우도 있다. 하지만 티아민 불균형에 의한 자율신경실조는 티아민의 보충과 식습관의 교정을 시작한다면 얼마든지 정상으로 쉽게 회복될 수 있다.

고칼로리 영양실조에 시달리는 현대인들

앞서 설명했던 공장 비유로 되돌아가보자. 공장의 제품 생산이 제대로 되지 않는다면 어떻게 해야 할까? 첫째, 직원을 충원해야 한다. 즉 티아민을 비롯한 에너지 생산에 필요한 비타민B군과 미네랄, 리포익산과 같은 영양성분이 풍부한 식사로 식단을 개선해야 한다. 둘째, 기계 설비를 확충해야 한다. 즉, 미토콘드리아의 개수를 늘리기 위해 운동을 하거나 간식을 줄임으로써 식사와 식사 사이에 충분한 공복시간을 확보해야 한다. 셋째, 생산 주문량을 적절하게 유지해야 한다. 이는 지나친 고탄수화물 식이를 그만 먹으라는 뜻이다. 이 세 번째 해결 방법이 현대인들에게는 가장 중요한 치료적 접근이다.

과도한 고탄수화물 식이는 티아민을 상대적으로 부족하게 만든다. 대표적인 예가 바로 텅 빈 열량 식품(empty calorie food)이다. 주로 달콤한 과자, 빵, 떡과 같은 종류로, 백미, 흰 밀가루, 설탕 등 비타민, 무기질과 같은 영양성분은 거의 없는 고열량의 식품을 일컫는다.

평소에 영양소를 잘 챙겨먹는 건강한 사람이 기호식품으로 가끔 섭취하는 것은 괜찮다. 그러나 이미 만성피로에 시달리고 있으면서 매일 바쁘다는 핑계로 빵이나 떡, 또는 과자로 끼니를 때우는 생활이 지속되다 보면 이는 곧 '고칼로리 영양실조(high calorie malnutriton)'[5] 상태로 이어지고, 이는 만성피로를 더 악화시킨다. 이뿐만 아니라 결국 앞서 설명했던 자율신경계 기능저하를 비롯한 건강상의 중대한 문제를 초래할 수 있다.

게다가 회식이나 접대를 위해 습관적으로 과음을 하는 직장인이라면 알코올 분해에 티아민을 다 써버리는 셈이 된다. 그래서 정작 내가 먹은 음식에서 에너지를 얻어야 할 때는 티아민이 부족해져서 계속 피로에 시달릴 수밖에 없다.

티아민의 결핍을 초래하는 식품이 몇 가지 더 있다. 커피에는 티아민의 작용을 저해하는 성분이 함유되어 있고,[6] 생선회에는 티아민 분해효소가 들어 있어서 애써 섭취한 티아민을 분해하여 제 역할을 하지 못하게 하기도 한다. 평소 커피를 매일 마시는 직장인이 횟집에서 과음을 한 다음 날이라면 빠른 회복을 위해 티아민을 정맥주사로 공급하는 '마늘주사'가 도움이 될 것이다.

마늘주사에는 마늘추출물이 들어 있는 줄로 생각하는 사람들도 있는데, 마늘 주사의 성분은 생체이용률을 높인 활성형 티아민 '푸르설티아민'이며, 마늘과는 전혀 관계가 없다. 단지 이 주사를 맞을 때 마늘향이 난다고 해서 마늘 주사라는 별명이 붙은 것뿐이지 실체는 '티아민' 그 자체이다. 마늘 주사를 맞았는데 몸이 개운함을 느꼈다면 그 사람은 평소에 티아민 결핍이 있었다는 반증이다.

티아민 결핍을 벗어나는 식단

자녀가 공부를 잘하기 원한다면 에너지 대사에 관심을 가져야 한다. 티아민의 결핍으로 뇌세포의 에너지대사가 떨어지면 집중력과 암기력 등 뇌기능도 함께 저하된다. 그런데 특히 요즘 10대들이 즐겨 먹는 콜라, 패스트푸드는 대표적인 텅 빈 칼로리 음식이다. 또 공장에서 만들어지는 과자 등 가공식품에는 식품보존제, 산화방지제로서 아황산염이 들어 있는데, 이는 티아민의 기능을 방해해 티아민 결핍 상황을 만든다.

티아민은 곡식의 껍질에 많이 들어 있다. 따라서 백미보다는 현미가 티아민이 훨씬 풍부하다. 또 해바라기씨, 껍질째 먹는 땅콩도 티아민의 좋은 공급원이다. 뭔가 입에서 씹히는 간식이 필요하다면 가공식품인 과자 대신 견과류를 먹어보자.

과자, 빵과 같은 가공식품, 패스트푸드를 거의 주식으로 하는 10~20대 자녀가 있다면 고칼로리 영양실조 상태는 아닌지 반드시 체크해보길 바란다. 텅 빈 칼로리 음식들을 줄이고, 부모와 함께 평범한 한식을 먹는 것만으로도 자녀들의 두뇌 활동, 집중력이 향상될 것이다.

최근 1인가구가 늘고, 에어프라이어가 인기를 끌면서 냉동식품의 소비량이 급격히 늘고 있다. 그러나 이미 조리되어 나온 냉장/냉동 간편식 위주의 식사에는 식품첨가물이 들어가게 마련이며 티아민 등의 영양소가 부족해지기 쉽다. 이러한 간편식보다는 신선한 식재료를 요리에 필요한 만큼만 손질해 세트로 판매하는 밀키트를 추천한다. 물론 냉동식품보다는 번거롭겠지만 세척, 손질의 과정을 생략할 수 있어 비교적 간편하게 건강한 식탁을 차릴 수 있는 대안이라고 생각한다.

우리 부모님 세대가 어릴 때만 해도 먹을 것이 참 귀했는데, 지금은 손만 뻗으면 마트에 가서 손쉽게 배고픔을 해결할 수 있는 시대가 되었다. 그러나 아이러니하게도 진짜 영양소를 잃어버리고 건강의 위협을 받게 되었다.

우리의 건강, 면역력을 지키기 위해서는 불편함을 어느 정도 감수해야 한다. 부드러운 백미보다는 까끌까끌 느낌이 나도 오래 씹으면 구수한 향이 있는 현미와 친해져보길 제안한다. 피로감이 완화되는 것을 경험할 수 있을 것이다.

04

단맛으로부터 탈출하라

생일 때마다 케이크를 먹으면 '내가 이렇게 케이크를 한입 맛본 다음에도 더 먹고 싶은 생각이 전혀 들지 않는다니 신기하다!'라는 생각을 꼭 한다.

과거의 나는 달콤한 음식 앞에서 식욕을 자제하기 어려워 무척 스트레스를 받았다. 10대 후반부터 30대 초반까지 약 10년이 넘는 시간동안 나는 설탕 중독, 탄수화물 중독 상태였다. 그러나 매우 혁신적인 식습관의 변화를 통해 그 중독에서 벗어날 수 있었다. 그 후 가끔 단것을 먹을 때도 있지만 설탕 중독에서는 벗어난 자유의 상태를 여전히 누리고 있다. 달콤한 맛에 대한 갈망이 사라진 것이 변화의 전부는 아니다. 마음의 안정과 함께 피부 염증도 상당히 가라앉고, 요요현상으로 롤러코스터를 타던 체중도 안정을 찾았다.

단것은 왜 우리 몸에 나쁠까? 사실 세포의 기본 에너지 원료는 포도당이 맞다. 기운 없을 때 병원에서 놔주는 수액 주사도 포도당이다. 설탕의 화학 구조식을 보면 포도당 한 분자와 과당 한 분자가 연결된 단순한 구조로 되어 있다. 구조식을 보면 무시무시한 독성 물질이 달린 것도 아니고, 기본 에너지원인 포도당과 과일에 주로 들어 있는 과당일 뿐인데 정말 중독을 일으킬 만큼 몸에 나쁠까? 오히려 피곤할 때 먹으면 힘이 나니 괜찮은 영양분이지 않을까?

미안하지만 설탕이 왜 나쁜지를 설명하는 과학자들의 연구는 매우 많다. 설탕이 몸에 해롭다는 것에는 대부분의 의사들이 동의한다. 그리고 의학을 공부하지 않았더라도 설탕이 충치를 일으키고 혈당을 급격히 올리는 것 정도는 대중에게 이미 잘 알려져 있다.

이번 장에서는 설탕이 몸에 해로운 여러 가지 이유 중에 사람들에게 잘 알려져 있지 않은 내용으로, 특히 면역력과 관련된 내용을 중점적으로 다룰 것이다. 면역력을 건강히 지켜내기 위해 단맛으로부터 자유를 찾아야 하는 진짜 중요한 이유를 알아보자.

설탕, 곰팡이를 키우는 먹이

'칸디다 알비칸스(Candida albicans)'는 우리 몸에, 또 주위 환경에서 흔하게 접할 수 있는 종류의 곰팡이이다. 이들이 가지고 있는 독성은 강하진 않아서 평소에 문제를 일으키지는 않는다. 하지만 늘 기회를 엿보다가 면역 시스템의 감시가 느슨해졌을 때, 권력을 잡아 문제를 일으키는 '기회감염'적 특성을 가진다.

예를 들어 구강을 통해 사용하는 스테로이드 성분의 흡입기를 장기간 사용하는 경우, 구강 내 면역이 억제되면서 '아구창'이라고도 불리는 '구강칸디다증'에 걸린다. 칸디다 질염도 질 내부의 미생물 환경의 균형이 깨졌을 때 나타나는 흔한 질환이다.

그런데 이 칸디다가 우리의 장 속에도 살고 있다는 사실은 아마 잘 모를 것이다. 게다가 설탕, 엿당, 포도당, 과당 같은 달콤한 단당류와 이당류가 이 바로 이 칸디다가 가장 좋아하는 먹이로, 칸디다의 개체수를 늘리고 장벽이나 구강 점막에 딱 달라붙는 힘을 강하게 해준다는 사실 또한 말이다.[7]

사실 장 속에 곰팡이 몇 마리 왔다 갔다 하는 건 큰 문제를 일으키지 않는다. 진짜 문제는 내가 먹은 달콤한 음식들이 공급됨에 따라 장 점막에 칸디다 마을이 확고하게 형성이 될 때 일어난다. 이 정착 과정을 돕는 것이 바로 설탕이다.

더 놀라운 사실은 이 곰팡이들은 자기들의 생존에 유리한 쪽으로 현재 거주 중인 몸의 주인이 설탕을 더 먹도록 부추긴다는 것이다.[8] 머릿속에서는 "살찌니까 이제 그만 좀 먹어!"라는 소리가 들리는데도 불구하고 나도 모르게 아이스크림, 초콜릿, 케이크에 자꾸만 손이 간다면 그것은 장에 살고 있는 곰팡이가 나를 조종하고 있는건지도 모른다.

당신의 장 속에 정착한 칸디다는 장 점막을 손상시켜 장누수증후군까지 유발해, 면역 시스템에 혼란을 준다. 몸 여기저기에 불필요한 염증이 자꾸 생기게 되는 것이다. 또 칸디다가 많아져서 권력을 잡는다는 것 자체가 장내 미생물 생태계의 균형이 깨져 있음을 의미한다.

이와 같이 설탕은 건강한 면역력을 유지하는 데 핵심인 장내 미생물 생태계를 망가뜨리는 주범이다. 여기에는 설탕뿐만 아니라, 포도당, 과당을 비롯하여 탄산음료, 과자, 빵 등 가공식품에 첨가되는 단맛까지도 포함된다.

포도당과 과당, 건강을 위협한다

기능의학에서는 음식을 크게 두 가지로 나눈다. 염증을 가라앉히는 '항염 음식'과 염증을 유발하는 '염증성 음식'이다. 설탕은 염증성 음식의 대표주자로, 설탕은 칸디다의 증식을 통해 염증을 유발할 뿐만 아니라, 장내에서 신속히 포도당으로 분해되어 직접 염증을 유발하는 물질을 분비하도록 유도한다.[9]

염증은 많은 주요 질병의 핵심 키워드이다. 가볍게는 여드름부터 심각한 질병인 협심증, 심근경색까지 여러 가지 질병이 생기는 원인이 바로 염증이다. 이것은 마치 나비효과와도 비슷하다. 내가 매일 즐겨 마시는 믹스커피에 들어 있는 설탕이 결국 염증을 유발하고 그 염증이 축적된 결과 나의 심장혈관 혹은 뇌혈관을 막아 사망 또는 큰 장애를 유발할 수 있다.

게다가 포도당은 면역세포인 백혈구가 활성산소를 발생하도록 자극한다. 그 결과 활성산소의 양이 지나치게 많아져서 조직의 손상을 일으키는 산화스트레스를 만들어낸다.[10] 산화스트레스의 축적은 암세포 발생의 직접 원인이 될 수 있다.

또한 포도당은 비타민C와 칼슘과 같은 영양소가 세포 안으로 들어가는 통로를 공유한다. 포도당이 많아지면 한가지의 통로를 두고 세포 안으로 먼저 들어가겠다고 서로 경쟁함으로써 이러한 영양소들의 흡수를 방해하기도 한다.

한편 우리가 항상 섭취하는 가공식품에 설탕보다 더 자주 사용되는 감미료로 고과당옥수수시럽(high fructose corn syrup)이 있다. 적은 양으로도 설탕보다 더 강한 단맛을 내기 때문에 식품 사업을 하는 사람들에게는 무척 매력적인 재료이다. 그러나 과당은 설탕보다도 우리 몸에 더 해롭다.

우리가 음식을 먹으면 우리 몸은 렙틴이라는 호르몬을 분비해 식욕을 억제시켜 적당량의 음식을 섭취하도록 조절해준다. 그런데 과당은 렙틴의 분비를 자극하지 않은 채 조용히 몸속에 흡수되어 저장된다. 즉 과당이 많이 함유된 음식일수록 먹어도 먹어도 식욕은 감소하지 않고 더 먹고 싶게 되어 비만으로 이어질 위험성이 높아지는 것이다.

비만은 단순한 지방세포의 축적일 뿐만 아니라 몸에 염증이 잘 생기는 상태, 즉 여러 가지 질병에 취약한 상태라는 뜻이다. 따라서 비만을 예방 또는 치료하고 싶다면 과당의 섭취를 줄여야 한다.

과당은 간에도 상당한 부담을 준다. 2013년 미국 임상영양학 저널에 '과당을 많이 섭취하면 세균이 장을 빠져나가 혈류로 진입해 간을 손상시킬 수 있다'는 연구 결과가 발표됐다. 이 연구의 저자인 카일 카바나흐는 "과당 수치가 높으면 장의 방어능력이 떨어져 세균이 장을 빠져나가 혈류로 진입하는 속도가 30% 빨라지는 것으로 보인다"고 했다.[11]

그 외에도 많은 연구에서 과당은 인슐린 저항성, 혈중 콜레스테롤 수치 상승, 고혈압을 유발한다고 밝혀졌다. 또, 암세포는 당분을 먹고 증식하는 특징을 가지는데, 특히 췌장암세포는 포도당보다 과당을 훨씬 더 좋아하는 것으로 밝혀졌다.

이처럼 비만과 암으로부터 멀어지고 싶다면 단것을 멀리해야 한다. 특별히 가장 먼저 경계해야 할 것은 주스와 탄산음료이다.

설탕,
이렇게 피하라!

유통되는 대부분의 가공식품에는 원재료명과 영양성분표가 붙어 있다. 원재료명을 보면 백설탕, 또는 액상과당 수크랄로스(Sucralose) 등 어떤 종류의 감미료가 들어가 있는지 확인할 수 있다. 영양성분표에서 '당류'라고 되어 있는 곳을 자세히 살펴보기 바란다.

영양정보 총 내용량 37 g **200 kcal**

나트륨 100 mg **5 %**	**탄수화물** 21 g **6 %**	**당류** 10 g **10 %**
지방 11 g **20 %**	**트랜스지방** 0 g	**포화지방** 6 g **40 %**
콜레스테롤 5 mg 미만 **2 %**	**단백질** 4 g **7 %**	

***1일 영양성분 기준치에 대한 비율(%)**은 2,000 kcal 기준이므로 개인의 필요 열량에 따라 다를 수 있습니다.

● 실제 가공식품에 붙어 있는 영양성분표

식품의약품안전처는 당류의 과잉섭취가 불러오는 건강 문제를 방지하고자 2006년부터 탄수화물 중에 당류가 얼마나 들어 있는지 표기하는 것을 의무화했다. 위에 나와 있는 영양성분표에서 우리가 설탕을 멀리하기 위해 눈여겨볼 것은 탄수화물과 당류 두 가지 항목이다.

탄수화물은 단당류와 다당류 두 가지를 모두 포함하는 개념으로써 '영양정보'에 표시된다. 이 제품은 탄수화물 21g 중에 당류가 10g이 들어 있다. 여기서 당류는 제품을 만들 때 단맛을 내기 위해 첨가된 설탕 또는 과당과 같은 단당류가 얼마나 들어 있는지를 객관적으로 표기해놓은 수치이다. 따라서 마트에서 장을 볼 때도 설탕을 피하기 위해서는 영양정보의 '당류'가 얼마나 들어 있는지 확인해 비율이 최대한 낮은 제품을 선택하는 것을 추천한다.

제로칼로리이면서 단맛이 난다고 유혹하는 가공식품에도 속아 넘어가지 말자. 설탕, 과당 대신 단맛을 내기 위해 첨가되는 성분인 수크랄로스는 유산균을 파괴한다. 건포도, 건크랜베리, 말린 바나나칩 등의 말린 과일도 천연식품이라고 생각해 안심하고 먹다보면 과당을 지나치게 많이 먹게 된다. 나는 개인적으로 고과당옥수수시럽이 들어 있는 제품은 가능한 피하려고 노력한다.

처음에는 설탕을 서서히 줄이는 노력부터 시작해보기 바란다. 예를 들어 탄산음료를 자주 마시던 사람은 녹차나 허브티로 대체한다던지, 군것질로 과자, 초콜릿, 사탕을 즐기던 사람이라면 그 대신 견과류를 간식으로 먹는 등 자기만의 실천 방법을 만들어보자. 장내 칸디다에 살균효과를 보이는 베르베린, 티트리 등 여러가지 허브 종류로 된 건강기능식품을 병용하는 것도 도움이 된다. 기능의학 병원에서는 검사를 통해 장내 칸디다가 얼마나 많은지를 확인하고, 필요한 경우 칸디다균을 죽이는 항진균제를 처방하여 더 적극적으로 치료하고 있다.

처음엔 단것에 대한 갈망을 참고 견디는 것이 힘들게 느껴질 수 있다. 그러나 설탕 중독에서 서서히 빠져나온다면 혀의 미각이 살아나면서 조금만 단것을 먹어도 너무 달다고 느끼는 경지에 이르게 될 것이다.

05

밀가루를 줄여야 하는 이유

TV조선에서 진행하는 〈살림9단의 만물상〉 프로그램에 출연했을 때였다. 당시 회차의 주제는 밀가루에 대한 갑론을박이었다. 나는 밀가루 음식이 건강에 미치는 유해성에 대해 열심히 설명했고, 방영 결과 꽤 괜찮은 분당 시청률 기록을 세우는데 기여했다. 그리고 그 후 얼마 지나지 않아 재미있는 내용의 이메일 하나를 받았다. '한국제분협회'의 마케팅 담당자로부터 방송 내용을 시정하라는 항의 메일이었다.

나도 빵을 너무나 사랑했던 과거가 있다. 지금도 먹고 싶은 마음이 사라진 것은 아니다. 밀가루 음식, 글루텐이 주는 쫄깃함이 얼마나 매력적인지 충분히 알고 있다. 이렇게 맛있는 밀가루 음식이 몸에도 좋다면 얼마나 좋을까 하고 생각한다.

그러나 안타깝게도 밀가루의 글루텐은 우리 몸의 면역 시스템에 유해한 영향을 준다는 사실은 자명하다. 이는 내 개인적인 경험이나 사견이 아닌, 국제기능의학회(institute for functional medicine) 및 통합의학을 연구하는 대다수의 의사, 과학자들의 연구를 통해 이미 수도 없이 회자되고 밝혀진 내용이다. 한국제분협회와 미국소맥협회에서 밀가루가 몸에 나쁘지 않다고 아무리 내게 항의 메일을 보낸다고 해도 감히 일개 의사인 내가 정정할 수 있는 내용도 아니다.

한국에서도 간과할 수 없는 글루텐 문제

밀가루 음식을 피해야 하는 이유 중 중요한 이슈가 바로 글루텐이다. 밀 속에 들어 있는 단백질 성분인 글리아딘과 글루테닌은 서로 결합하여 글루텐이 되는데, 밀가루 음식의 쫄깃함, 탱탱한 탄력은 바로 글루텐 덕분이다. 그래서 글루텐은 쫄깃한 식감을 내기 위한 식품첨가물로도 널리 사용된다.

글루텐이 유발하는 가장 대표적인 질환은 '셀리악병(celiac disease)'이다. 셀리악병은 글루텐의 성분 중 글리아딘이 소장 융모에 염증을 일으켜 결국 소장 융모 조직이 위축되는 질환이다. 이 과정에서 소장 융모를 공격하는 것이 바로 우리 몸의 면역세포이다. 즉 셀리악병은 유명한 자가 면역 질환이다.

소장 내벽을 둘러싸고 있는 미세 융모는 우리 몸에서 여러 가지 영양소를 흡수하기 위해 표면적을 극대화시켜놓은 조직이다. 그런데 셀리악병 환자들은 서서히 소장의 미세융모가 손상되기 때문에 영양소를 제대로 흡수할 수 없게 된다. 그 결과 어린이의 성장 장애, 철결핍성 빈혈, 골다공증으로 인한 골절 등의 다양한 증상으로 나타난다.

물론 모든 사람이 밀가루 음식을 먹는다고 셀리악병이 생기는 것은 아니다. 특정 유전적 소인을 가진 사람에게서 발생한다. 제분협회에서 보내온 항의 메일의 근거 자료를 보면 "셀리악병의 유병률이 1% 미만으로 매우 적다."라고 되어 있었다. 그러나 2018년에 전 세계의 셀리악병 유병률을 메타분석한 논문에 따르면, 전 세계인들의 셀리악병 평균 유병률은 1.4%이다.[12]

백보 양보해 유병률 1%라고 해도 이는 100명 중 1명을 의미한다. 이는 셀리악병의 심각성을 생각할 때 무시해도 될 만한 하찮은 수치가 아니다. 셀리악병을 진단받지 못하고 계속 밀가루 음식을 먹는다면 일부 유형의 암 발생률이 증가한다. 아픈 사람을 제대로 진단해야 하는 책임을 가진 의사의 입장에서는 놓치지 말아야 할 중요한 질병이다.

글루텐이 범인으로 밝혀지기 어려운 이유

문제는 이처럼 다양한 증상, 질병의 원인으로 글루텐에 대한 자가 면역 반응, 즉 셀리악병을 의심하고 검사를 통한 진단까지 갈 확률이 높지 않다는 데에 있다.

셀리악병의 진단 조건은 첫째, 혈액검사상 글리아딘에 대한 항체가 검출되어야 하고, 둘째, 소장 융모 조직 손상의 증거인 '조직 트랜스글루타미나아제 항체(Anti-tissue Transglutaminase Antibody)가 양성이 나와야 한다.

그러나 셀리악병의 유전적 소인을 가진 환자가 이렇게 혈액 검사에서 양성으로 나타나 진단할 수 있을 만큼 글리아딘에 대한 항체 생성량이 늘어나고, 소장 융모의 손상, 위축이 진행되기까지는 상당한 시간이 걸린다.

그래서 소장에서는 면역세포들이 이미 글리아딘에 반응하여 융모를 공격하기 시작했을지라도 셀리악병의 초기에는 검사로 진단해 내기가 어렵다. 검사상 음성이 나왔다고 해도 셀리악병을 완전히 배제할 수는 없다는 뜻이다. 그리고 셀리악병은 진행이 느려서 별 증상이 없이 수년간 지내다가 병이 한참 진행된 후에야 진단되는 경우가 많다.

게다가 셀리악병의 증상은 매우 비특이적이다. 여드름, 습진과 같은 피부질환이나 변비, 체중 증가, 피로감, 속쓰림과 같이 누구나 살면서 한번쯤 경험할만한 흔하디흔한 증상으로 나타나는데,

우리나라 의사들 중에 환자들이 이러한 증상으로 왔을 때 셀리악병의 가능성을 인지하는 비율은 매우 적다. 만약 의사가 셀리악병을 떠올렸다고 하더라도 이를 진단하기 위한 글리아딘 항체 검사까지 시행할 수 있는 확률은 또 얼마 되지 않을 것이다. 이처럼 셀리악병이 있다고 해도 글루텐이 '범인'으로 지목되고 밝혀지기까지의 과정은 결코 쉽지 않다.

따라서 이렇게 미처 진단되지 못한 셀리악병 환자들의 숫자까지 포함한다면 실제 유병률은 1.4%보다 훨씬 더 높을 것이라고 생각한다. 특히 한국에서는 셀리악병에 대한 인식이 부족해 진단받지 못하고 숨어 있는 환자들이 진단받은 환자들보다 더 많을 것이다.

아무리 영양소를 잘 챙겨먹고 운동도 열심히 하면서 건강 관리를 잘하는 데도 불구하고, 변비가 있고 살이 잘 안 빠지거나 이유 없이 피곤하고 습진성 피부질환이 낫지 않는다면 혹은 아이가 잘 먹는데도 성장이 늦다면 셀리악병을 한번쯤은 의심해보아야 한다. 정확한 진단을 받고 싶다면 기능의학 병원에서 검사를 통해 글루텐에 대한 항체 생성 여부를 체크해볼 수 있다.

그러나 당장 기능의학 병원을 찾아가기가 어렵다면 일단 밀가루를 비롯하여 글루텐이 들어간 가공식품을 한 달 이상 끊어보고 그에 따른 몸 상태를 관찰해보는 것도 좋은 방안이다.

글루텐이 내 장에 구멍을 낸다고?

제분협회 사람들의 주장대로 셀리악병의 유병률 1.4%를 무시하고 넘어간다 치더라도, 글루텐의 문제는 여기서 끝이 아니다. 셀리악병에는 해당되지 않지만 글루텐의 섭취로 인하여 불편한 증상을 보이는 사람들은 상당히 흔하다.

잠시 개념을 정리하자면 셀리악병은 글루텐불내증의 한 유형인데, 이처럼 셀리악병과 같이 소장융모의 손상은 없지만 글루텐에 대한 장내 면역반응으로 인해 여러 가지 증상과 불편을 겪는 사람들은 비셀리악 글루텐불내증(Non-celiac gluten intolerance)라고 분류된다. 세계 최고 글루텐 질환 권위자 스티븐 왕겐 박사는 그의 저서 《밀가루만 끊어도 100가지 병을 막을 수 있다》에서 비셀리악 글루텐불내증은 셀리악병보다 30배는 더 흔하고, 세계 인구의 15%까지 영향을 미칠 수 있다고 밝혔다. 환자 진료를 하다보면 밀가루만 먹으면 배에 가스가 차고 속이 더부룩하다고 말하는 사람들이 꽤 많다. 이처럼 우리 주변에 비셀리악 글루텐 불내증은 상당히 흔한 건강 문제로 보인다.

글루텐의 구성 성분인 글리아딘은 33개의 아미노산(글루타민, 프롤린)이 결합된 단백질이다. 그 자체로는 독성이 없다. 다만 인체의 소화효소로 완벽히 분해되기 어려울 뿐이다. 분해되기 어려운 점 자체가 문제가 되는 것은 아니다. 문제는 소화되지 못한 글리아딘이 불필요한 면역반응을 일으킨다는 사실이다. 한 실험 연구에서는 셀리악병 환자와 글루텐불내증 환자의 장내 상피세포를 각각 채취해 '글리아딘'에 노출시켰을 때 양쪽 모두에서 염증성 사이토카인이 분비되는 것을 관찰할 수 있었다.[13] 즉 셀리악병과 비셀리악 글루텐불내증 모두 글리아딘을 적으로 인식하기 때문에 글리아딘에 대한 항체가 형성된다는 뜻이다.

글리아딘에 의해 소장의 미세융모 조직이 파괴되는 경우 셀리악병으로 진단이 된다. 그러나 소장 융모의 손상이 없는 사람들에게도 글리아딘은 심각한 문제를 일으킨다. 글리아딘으로 인해 발생한 면역세포들의 활동, 즉 염증 반응은 조뉼린(zonulin)이라는 물질이 비정상적으로 많이 만들어지도록 유도한다. 조뉼린은 장내 상피세포의 1차 방어벽을 수비하는 치밀이음부의 개폐를 조절하는 물질이다. 그런데 글리아딘이 들어오면 조뉼린이 분별력 없이 치밀이음부를 열어준다. 그 결과 장투과도가 비정상적으로 증가된다. 즉 밀가루 속 글루텐의 한 성분인 글리아딘은 장벽에 구멍을 낸다는 것이다.[14]

장내 상피세포들이 치밀이음부로 연결되어 구성된 장벽은 지금 내 앞으로 지나가는 녀석을 공격할 것인지 그냥 넘어갈 것인지, 즉 면역반응의 균형을 조절하여 최적의 상태를 유지하는 중요한 역할을 담당한다.[15] 그런데 글루텐불내증에서 글리아딘에 의해 장투과도가 증가하면, 이러한 면역반응의 균형이 깨지기 시작한다.

따라서 이미 자가 면역 질환을 가진 환자라면 반드시 밀가루 음식을 비롯해 글루텐을 피해야 한다. 그러나 우리나라에서 수많은 자가 면역 질환 환자들은 자가 면역 질환의 발생 원인을 대부분 이해하지 못하고 있기 때문에, 밀가루를 왜 피해야 하는지도 모르고, 누군가로부터 밀가루를 끊으라는 말을 들어도 무시하고 넘어가기 일쑤이다. 요즘 시중에는 글루텐프리(Gluten-free) 음식도 꽤 많이 찾아볼 수 있다. 물론 글루텐의 유해성을 주장한다고 해서, 글루텐프리 음식이 모두 건강식이라는 뜻은 절대 아니다. 단, 글루텐불내증이 있는 사람들에게는 글루텐프리 음식은 면역 시스템을 자극하지 않을 수 있다는 장점이 있다.

밀가루, 글루텐불내증이 없으면 괜찮은가?

지금까지 글루텐이 일으키는 장내 면역반응에 대해 집중적으로 다루었지만, 타고난 소화능력이 좋아서 글리아딘을 잘 분해할 수 있고, 장내 면역 시스템에 별 문제를 일으키지 않는 사람들도 많이 있다. 많은 사람들이 별 불편함 없이 밀가루 음식을 즐겨먹고 있는 것이 사실이다. 그러나 밀가루 음식의 문제는 여기서 끝이 아니다. 밀가루로 만든 대부분의 음식은 혈당지수(GI index)가 높아서 혈당을 급격하게 올리고 인슐린의 분비를 지나치게 자극한다. 가끔씩 먹는 것은 괜찮겠지만 밀가루 음식 위주의 식습관을 지속한다면 인슐린을 분비하는 췌장세포에 과부하가 걸릴 수 있으며 세포들은 인슐린저항성이 생기게 된다. 그 결과 비만을 비롯한 대사증후군, 치매, 당뇨 등의 성인병의 위험도가 증가된다. 당지수 측면에서 보자면 밀가루 음식과 마찬가지로 백설기, 떡국과 같은 흰쌀가루 음식도 자유로울 수는 없다.

글루텐 성분에 민감하지 않은 사람의 경우는 자가 면역 질환 환자들처럼 밀가루를 아예 끊을 필요까지는 없다. 그러나 대부분의 식사를 밀가루 음식 위주로 하고 생채소, 과일 등의 영양가 있는 식품을 골고루 잘 챙겨먹지 않는 경우에는 건강상에 문제가 생길 수 있다.

진료실에서 종종 면역 질환이 있는 환자들에게 밀가루 음식을 끊으라고 하면 사람들은 "그러면 뭘 먹고 사나요?"라고 묻는다. 우리의 식문화가 그만큼 서구화되어 있고 그 환자가 밀가루 위주의 음식 문화에 이미 길들여져 있다는 반증이다.

그런데 밀가루에 민감한 사람들이 밀 대신 선택할 수 있는 곡식의 종류는 무궁무진하다. 인류가 밀을 먹기 시작한 역사는 그리 오래되지 않았다. 인간은 밀 없이도 충분히 살 수 있다. 쌀을 비롯하여, 메밀, 귀리 등 밀보다 영양가 높고 면역력에 도움을 주는 곡식의 종류는 많다.

그럼에도 불구하고 밀가루 음식이 다른 모든 곡류보다 압도적으로 인기가 많은 이유는 글루텐이 음식에 탄력을 주고 쫄깃한 식감을 위해 꼭 필요한 성분이기 때문이다. 빵, 파스타, 칼국수, 수제비, 튀김 등 대부분의 외식 메뉴는 밀가루로 만들어져 있다. 게다가 콩고기, 마요네즈, 아이스크림 등의 가공식품에는 종종 글루텐이 식품첨가물로 포함되기도 한다. 밀가루를 끊었다고 글루텐으로부터 자유로울 수 없다는 뜻이다.

사람마다 글루텐 항원에 반응하는 유전적, 환경적인 소인이 다르기 때문에 밀가루를 섭취했다고 모든 사람의 몸에서 동일한 질병이 생기는 것은 아니다. 글루텐이 별 문제를 일으키지 않는 사람들도 있다.

그러나 밀가루 음식을 먹으면 설사, 변비, 복통, 속쓰림 중 한 가지라도 불편함이 있거나, 원인불명의 두통, 근육통, 습진성 피부질환, 피부 가려움증, 만성피로 중 하나 이상의 증상이 있다면 나의 장도 글루텐에 민감성이 있는 것은 아닌지 의심해볼 필요가 있다. 그리고 한 달 정도 밀가루 음식과 글루텐을 멀리해보면서 이러한 증상들이 나아지는지 내 몸을 스스로 관찰해보자.

글루텐 민감성을 나타내는 사람들은 생각보다 꽤 흔하다. 그러나 초기에는 그 증상이 사소하게 여겨질 수 있다. 그런 이유로 글루텐 불내증이 있는데도 무시하고 밀가루 음식을 계속 먹는다면, 나의 장 면역 시스템에 끊임없이 불필요하고 유해한 자극을 주는 것이나 마찬가지이다. 이를 간과하는 경우 또 다른 자가 면역 질환의 원인으로 이어질 수도 있다는 사실을 잊지 말길 바란다. 내 몸은 내가 지켜야 하는 것이다.

06

좋은 기름을 꾸준히 섭취하라

우리는 그동안 '지방'을 거의 건강의 '적'이라고 여겨왔다. 특히 체중 감량을 위해 다이어트를 하는 사람들에게 '지방'은 꽤 오랫동안 비만의 원인이며 건강을 해치는 주범으로 여겨졌다.

그러나 이제 지방의 누명이 서서히 벗겨지면서, 천덕꾸러기였던 지방이 요즘은 오히려 새로운 차원의 관심을 얻게 되었다. 저탄고지(저탄수화물 고지방) 식이법이 건강과 체중 감량이라는 두 마리의 토끼를 모두 잡을 수 있는 방법으로 제시되면서, 요즘 가장 잘나가는 다이어트 식단으로 인기를 끌고 있다.

여기서 우리가 알아야 할 것은 지방이라고 다 나쁘거나 다 좋은 것은 아니라는 사실이다. 그러면 몸에 좋은 지방은 어떤 것이며, 이것이 나의 면역력과 건강을 위해 무엇을 어떻게 먹어야 할지 한번 알아보자.

세포막을 부드럽게 해주는 오메가3, 6, 9

TV에서 건강 프로그램을 자주 보는 분들은 포화지방보다 불포화지방이 더 몸에 좋다는 사실을 잘 알고 있다. 삼겹살 같은 고기에 붙어 있는 동물성 지방은 대부분 실온에서 고체 상태로 존재하는 포화지방이다. 그리고 참기름, 콩기름같이 상온에서 액체 상태를 유지하는 것은 불포화지방이다.

지방은 우리 몸의 세포막을 구성하는 중요한 성분이다. 세포막은 포도당, 나트륨, 칼륨, 칼슘 등 여러 가지 물질들이 세포의 안팎으로 드나드는 곳이며, 호르몬이 부착하거나 세포 내로 들어가는 등 중요한 생명 활동의 조절이 이루어지는 장소이다. 세포막은 건강할수록 유연성이 좋은데, 바로 불포화지방산의 역할이 세포막에 '유연성'을 부여하는 것이다.

그런데 불포화지방이라고 무조건 다 좋은 것은 아니다. 불포화지방 중에는 오메가3 지방산(linolenic acid)과 오메가6 지방산(linoleic acid), 오메가9 지방산(oleic acid)이 있다. 우리가 먹는 음식 중에 참기름은 오메가6 지방산이 주로 들어 있으며, 들기름은 오메가3 함량이 높다. 올리브유, 아보카도에는 오메가9 지방산이 많이 들어 있다.

이 중 오메가9는 체내에서 합성이 가능하기 때문에 필수 지방산은 아니지만, 적당량을 섭취하면 건강에 도움이 된다. 반면에 오메가6 지방산은 주로 혈전을 생성하고, 염증을 일으키는데 기여한다. 오메가3 지방산이 건강기능식품으로 꾸준한 인기를 누리는 이유는 바로 오메가6 지방산이 일으키는 염증 작용[16]과 혈전 생성을 막아주는 항염과 항혈전 효과를 가지기 때문이다.

심장과 뇌, 피부를 위한 영양소, 오메가3

오메가3의 별명 중 하나는 '혈관 청소부'이다. 항염과 항혈전 효과로 혈관 안쪽 벽에 낀 기름때를 깨끗이 벗겨주는 효과 때문에 특히 뇌졸중, 심근경색과 같은 혈관 질환의 예방과 치료에도 도움이 된다. 그 효능이 워낙 확실하게 입증이 되었기 때문에 오메가3 지방산은 영양제 중에 유일하게 의사 처방전이 있어야 구매할 수 있는 전문의약품으로도 판매되고 있다.

오메가3 지방산이 풍부한 생선기름은 염증과 관련된 여러 가지 질병의 치료에도 탁월한 효과를 발휘한다. 특히 면역 시스템에 이상이 생겨서 발생한 류마티스 관절염,[17] 염증성 장질환, 건선,[18] 천식과 같은 질병에서 오메가3 지방산의 섭취가 질병 활성도를 완화시키는 효과가 있다는 사실이 많은 연구를 통해 증명됐다.

오메가3 지방산의 활약은 여기서 끝이 아니다. 오메가3 지방산 중 DHA는 두뇌를 위한 필수 영양소이다. DHA가 부족한 경우, 학습장애, 발달장애, 행동장애, 우울증과 같은 기분 장애의 위험도가 증가한다. DHA는 신경전달물질이 뇌에서 작용하는 것을 적절하게 조절해주는 역할을 담당하기 때문이다. 이러한 맥락에서 DHA의 결핍은 치매, 조현병, ADHD와도 연관성이 있다. 따라서 어린 자녀를 키우고 있거나 임신 중인 여성들은 오메가3 지방산을 충분히 섭취해야 할 이유가 여기에 있다.

마지막으로, 건강한 피부를 위해서도 오메가3 지방산은 매우 중요하다. 오메가3 지방산은 체온 조절, 모발 성장, 혈액순환 등 피부의 기능에서 중요한 역할을 한다. 따라서 피부를 구성하는 세포의 세포막에 오메가3 지방산이 부족하면, 피부 건강이 위협받는다.

오메가3 지방산 부족에 의한 피부 증상으로는 가려움증, 피부가 트고 갈라짐, 과각질화 등의 증상이 나타나게 된다. 모낭염, 여드름, 원형탈모, 지루성 피부염, 햇빛 알레르기, 모공 각화증 등 원인불명의 습진성 피부질환의 발생 빈도가 증가한다.

이때 아마씨 오일을 통해 오메가3 지방산을 6개월에서 1년 이상 장기간 섭취하도록 한 결과 피부가 촉촉해지고 난치성 피부질환의 갖가지 증상들이 호전된 사례가 많다. 물론 피부 건강을 위해 필요한 다른 영양소들, 즉 비타민A, 비타민B, 아연, 셀레늄을 함께 투여할 때 피부 증상의 호전 효과는 더욱 강화될 수 있다.

오메가6 지방산은 다 나쁜 걸까?

흔히 사람들은 다래끼나 두드러기가 났을 때 돼지고기를 먹지 말라고 한다. 이것은 아마도 육식을 했을 때 염증이 악화되었던 경험이 있었기 때문이 아닐까 추측한다. 그 원리를 조금 더 자세히 알아보자.

육식을 통해 섭취하는 동물성 오메가6 지방산은 대부분 아라키도닉산(Arachidoic acid)이다. 아라키도닉산은 염증을 일으키는 대표 물질인 프로스타글란딘의 전구물질이다. 오메가6 지방산인 아라키도닉산이 함유된 고기를 섭취할수록 염증이 잘 생기는 상태가 되는 것이다.

우리가 흔히 복용하는 진통제, 어린이 해열제 시럽 등이 바로 아라키도닉산에서 프로스타글란딘이 만들어지는 경로를 차단함으로써 열과 통증을 억제하는 것이다. 이처럼 오메가6 지방산은 주로 염증을 일으키는 방향으로 작용한다.

그런데 오메가6 지방산이라고 다 나쁜 것은 아니다. 그중에도 항염효과를 나타내는 것이 있다. 그 대표적인 것이 달맞이꽃 종자유로 유명한 감마리놀렌산(Gamma linolenic acid, GLA)이다. 이를 음식으로 섭취하면 우리 몸에서는 다이호모 감마리놀렌산(Dihomo-GLA)로 전환되는데, 다이호모 감마리놀렌산은 모유에 포함되어 있는 성분이기도 하다. 이들은 염증성 사이토카인을 억제하고, 혈관을 확장시키고, 혈소판응집을 억제하여 동맥경화생성으로부터 혈관을 보호해[19] 뇌졸중, 심근경색과 같은 혈관 질환을 예방해준다. 또 위산분비를 억제하며 기관지를 이완시키기도 한다. 이러한 항염 작용이 천식, 비염, 아토피 환자들에게 달맞이꽃 종자유를 처방하는 이유이다.[20] 그 외에도 감마리놀렌산은 인슐린 저항성을 개선해주며, 바이러스의 증식을 억제해 면역 시스템에 기여한다.

오메가6 지방산이 만드는 염증성 사이토카인은 그 자체로 나쁜 것은 아니다. '염증'은 면역세포들의 활동이다. 우리 몸에 침입자가 들어왔을 때, 또는 손상된 세포를 수복할 때 등 염증 반응은 생명 유지와 건강을 위해 없으면 안 되는 요소이다.

다만 중요한 것은 '밸런스'이다. 염증 반응이 너무 쉽게 일어나는 쪽으로 밸런스가 기울어진 것이 문제이다. 꼭 필요한 상황에서 적절한 염증은 면역 시스템에서 정상적으로 이루어지는 일이며 이것은 건강을 지키는데 중요한 면역세포의 기능이다. 그러나 불필요한 만성적 염증은 우리 몸에 질병을 가지고 온다. 오메가6 지방산과 오메가3 지방산의 밸런스가 깨졌을 때 이런 일이 일어난다.

오메가6과 오메가3의 비율 맞추기

별다른 질병이 없는 보통 사람들에게 건강을 위해 권장되는 오메가6 지방산과 오메가3 지방산 비율은 4:1 정도이다. 염증성 질환이 있어 치료 목적의 항염 식단을 먹

어야 하는 사람들에게는 1:1의 비율이 권장된다.[21]

이렇게 말하면 어떤 사람들은 오메가6 지방산도 오메가3 지방산의 비율에 맞춰서 챙겨 먹어야 하는 것으로 착각하기도 한다. 그러나 실제로 우리 식탁을 들여다보면 오메가3 지방산을 특별히 신경 써서 챙기는 집이 아닌 경우, 대부분의 평범한 식단은 오메가6 지방산의 비율이 압도적으로 높다. 우리가 건강식이라고 생각하는 식단도 잘 따져보면 비율이 10:1~25:1까지 된다. 그리고 누가 봐도 건강하지 못한 패스트푸드, 육식 위주의 식단은 100:1에 가까운 수치를 자랑하기도 한다.

왜 이렇게까지 오메가6 지방산 비율이 높아진 것일까? 옛날 산업화 이전 시대의 가축들은 주로 풀을 뜯어 먹으며 자연스럽게 식물성 오메가3 지방산을 충분히 섭취하며 살았다. 그래서 그들이 제공하는 고기에도 오메가3 지방산의 함량이 높았다. 그러나 우리가 현재 주로 먹는 고기를 공급하는 가축들은 오메가6 지방산이 많이 들어 있는 옥수수 사료를 먹고 자란다. 이렇게 사육된 소와 돼지로부터 얻는 고기에는 오메가6 지방산의 함량이 압도적으로 높을 수밖에 없다.

따라서 면역력을 높이고 건강을 챙기기 위해 시급한 것은 오메가6 지방산의 섭취는 줄이고, 오메가3 지방산의 섭취 비율을 높이는 것이다.

오메가3 지방산을 보충하는 방법

오메가3 지방산은 건강기능식품으로 이미 너무 유명해져서 오메가3 지방산을 보충하라고 하면 큼직하고 투명하고 노란색의 알약을 떠올리는 사람들이 많다. 그러나 비싼 영양제를 사먹기 전에 식단에 오메가3 지방산이 풍부한 식품을 챙겨먹는 것을 권한다.

오메가3 지방산이 풍부한 대표적인 식품은 생선기름이다. 그래서 대부분의 오메가3 지방산 보조제들의 원료로 생선기름을 사용한다. 그런데 생선을 매일 먹는 경우 체내 중금속이 과잉 축적될 문제가 있다. 그리고 생선기름은 오메가3 지방산이지만, 생선살은 오메가6 지방산이다. 따라서 이미 오메가6 지방산이 충만한 식단에서 오메가3 지방산의 비율을 높이려면 식물성 오메가3 지방산의 섭취가 더 효율적이다.

식물성 오메가3 지방산의 그램당 함유량이 가장 높은 식품은 들깨와 아마씨이다. 생선보다 간편하게 오메가3 지방산을 매일 꾸준히 보충할 수 있는 방법을 소개하자면, 들깨 또는 아마씨를 매일 두 숟가락씩 입에 넣고 잘 씹어서 먹는 것이다. 혹은 들깨나 아마씨를 먹기 직전에 갈아서 밥 위에 뿌려서 섞어 먹어도 된다. 맛도 고소하고 가격도 비싸지 않으면서 건강도 챙길 수 있는 좋은 식품이다. 들깨와 아마씨에 들어 있는 오메가3 지방산인 알파 리놀레익산은 체내에서 DHA, EPA로 전환된다. 또 아마씨에 들어 있는 리그난이라는 섬유질은 면역력에 추가적인 유익을 준다.

선별된 육식을 통해서도 오메가3 지방산을 섭취할 수 있다. 사람들도 오메가3 지방산을 많이 먹어야 건강하듯, 오메가3 지방산이 풍부한 풀을 먹고 자란 가축은 더 건강하다. 또한 이러한 가축들로부터 얻은 고기와 우유, 달걀도 오메가3 지방산의 함량이 높다. 옥수수 사료를 먹고 자란 1등급 한우의 오메가6와 오메가3 지방산의 비율은 50:1~100:1에 달하지만, 목초지에서 길러진 소고기는 4:1의 비율을 가진 것도 있다.

닭들을 좁은 닭장에 가두지 않고 자유롭게 풀어놓고 키우는 농장들 또한 점차 늘어나고 있다. 이렇게 풀도 먹고 벌레도 먹으며 자연스럽고 행복하게 살아가는 닭이 낳은 달걀을 동물복지 달걀이라고 하는데, 이 달걀의 평균 오메가6 지방산 대 오메가3 지방산의 비율은 1:1이다.

우리가 먹는 음식을 통해 내 몸을 구성하는 지방산 중 오메가6 지방산과 오메가3 지방산의 비율이 1:1에 가까워질수록 이러한 여러 가지 질병으로부터 멀어질 수 있다. 반대로 오메가 6 지방산의 비율이 높아질수록 질병을 향해 가까워지고 있음을 기억하자.

오메가3 지방산은 이러한 항염증 효과뿐만 아니라 암 예방, 정상적인 두뇌 활동 및 피부를 건강하게 유지하는 데에도 중요한 역할을 담당하고 있다. 따라서 오메가6 지방산의 섭취를 줄이고 대신 오메가3 지방산이 풍부한 식품을 섭취한다면 일석다조(一石多助)의 건강 증진 효과를 누릴 수 있을 것이다.

07

커피를 사랑한다면 아연을 챙겨라

한국의 커피 소비량은 매년 꾸준한 증가추세를 보이고 있다. 2018년 기준 국내 20세 이상 인구의 연간 1인당 커피 소비량은 약 353잔으로, 세계 인구 연간 1인당 소비량 132잔의 3배에 달한다. 한국의 원두 소비량은 약 15만 톤으로 세계 소비량의 2.2%, 세계 6위 규모다.

이렇게 한국에서 커피는 상당히 인기 있는 기호식품으로 자리잡았다. 그런데 커피를 자주 마시는 사람들 대부분은 미네랄의 한 종류인 '아연'이 부족하다. 커피가 아연의 체내흡수율을 50%까지 떨어뜨리기 때문이다. 실제로 WHO에서 178개국을 조사한 결과, 전 세계 인구의 절반이 아연 섭취량이 부족한 것으로 나타났다. 특히, 아연 요구량이 많은 성장기의 영유아, 어린이, 청소년, 임산부, 수유부의 경우에는 경미한 아연 결핍이 매우 흔하다.

아연은 체내에서 여러 가지 중요한 역할을 담당한다. 체내에서 에너지 생성 및 해독 등 여러 가지 대사에 필요한 300여 개의 효소가 모두 아연을 필요로 한다. 그중 가장 중요하며 우리가 기억해야 할 아연의 역할은 어린이와 청소년의 성장 발달(성장호르몬, 갑상샘호르몬 생성에 필수), 종족 번식의 기능(성호르몬 생성에 필수), 면역 기능이다.

그래서 나는 아연의 별명을 '가족 미네랄'이라고 붙이고 싶다. 남녀가 만나 결혼해 가정을 이루고, 그 후 새로운 가족 구성원을 맞이하는 일(임신과 출산) 그리고 태어난 자녀의 성장발달까지 아연이 꼭 필요하다. 자녀들이 장성한 이후에도 아연은 우리 가족의 면역력을 위해 계속 챙겨야 하는 영양소이다.

면역기능 유지를 위한 필수 미네랄, 아연

아연은 미네랄 중에 면역 시스템에서 가장 중요한 역할을 담당하는 필수 영양소이다. '면역세포의 논산훈련소'라고 설명했던 흉선을 다시 떠올려보자. 이 흉선은 아직 세상물정 모르는 어린 T세포가 침입자와 민간인을 구분하도록 교육, 훈련하는 기관이라고 설명한 바 있다. 그런데 이 과정에서 필요한 호르몬이 바로 티뮬린(thymulin)이다. 흉선은 티뮬린을 분비함으로서 어린 T세포의 성숙과 분화를 돕는다. 이 때 티뮬린이 그 역할을 수행하려면 아연이 반드시 필요하다.[22] 아연이 결핍된 상태라면 티뮬린이 활성화되지 못해 흉선에서 T세포가 제대로 만들어지지 못한다. 이렇게 되면 암세포 및 병원균에 대항하는 면역력이 떨어질 수밖에 없다.

면역세포들의 DNA 복제 및 전사, 그리고 손상된 DNA를 수복하는 데에도 아연이 반드시 필요하다. 또한 비타민A가 제대로 면역 시스템에서 기능을 발휘하려면 아연이 있어야 한다. 이와 같이 아연은 면역 시스템이 제대로 기능하기 위해 없어서는 안 되는 '면역 미네랄'이라고 이해하면 된다.

아토피, 천식, 비염과 같은 면역 질환이 생기는 중요한 원인 중 하나가 바로 T림프구의 종류 중에 도움 T세포(T helper cell)의 밸런스의 불균형이다. 이 밸런스를 정상화시키는 데에도 아연은 오메가3 지방산과 함께 중요한 역할을 한다. 따라서 아토피성 피부염의 기능의학적 치료 목적으로는 일시적으로 아연을 고용량으로 처방하기도 한다.

또한 아연은 중요한 항산화제 역할을 담당한다. 구리, 철에 의한 세포의 산화 손상을 방지하며, 활성산소를 중화시켜주고, 염증반응에 의한 세포 손상을 막아주는 역할도 아연이 담당하는 중요한 기능이다.

아연이 부족할 때 당신에게 일어나는 것

아연이 부족해지면 우선 면역세포들의 기능이 현저히 저하된다. 그 결과 감기를 비롯한 여러 가지 감염성 질환에 쉽게 노출된다. 유독 우리 아이들만 감기에 자주 걸리는 것 같아 고민이라면 아연을 보충해주자.

또 면역 기능 저하를 나타내는 대표적인 질환이 입술 주위 헤르페스 감염, 입안의 아프타성 궤양이다. 이때 아연을 바로 보충해주지 않으면 구내염이나 궤양의 상처 회복도 더디고 오래간다. 왜냐하면 아연은 세포의 분화와 성장에 관여하여 상처 치유 및 손상된 부위의 조직 재생 기능을 담당하고 있기 때문이다. 따라서 몸 어딘가 다쳐서 피부에 상처가 났거나(특히 화상인 경우), 인대 손상, 근육 파열과 같은 스포츠 수상, 또는 수술 이후 회복기에 있다면 단백질, 비타민C와 함께 아연을 반드시 보충해주는 것이 회복을 위해 매우 중요하다.

또 아연은 손톱, 모발의 세포 분화에도 필수적인 역할을 하기 때문에 손톱이 잘 깨지거나 손톱 모양의 변형, 또는 탈모 증상이 나타났다면 아연 결핍을 의심해볼 수 있다.

회식이나 업무상의 이유로 술을 자주 마시는 직장인들의 경우에도 특히 아연이 필요하다. 간에서 알코올을 분해시키는 효소는 아연 없이 혼자서는 일을 못하기 때문이다. 숙취 해소가 필요하다면 아연을 비타민C와 함께 충분히 복용하자.

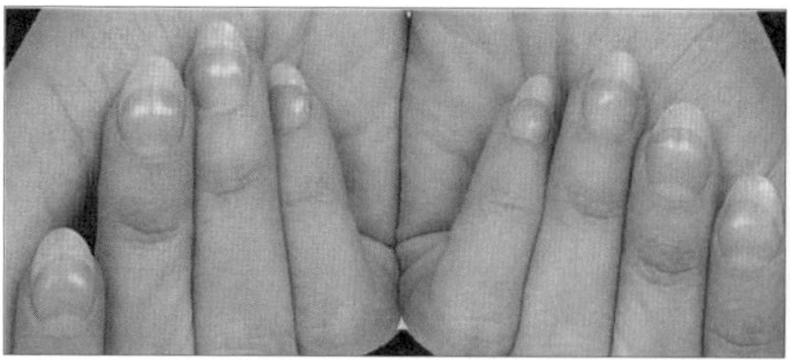 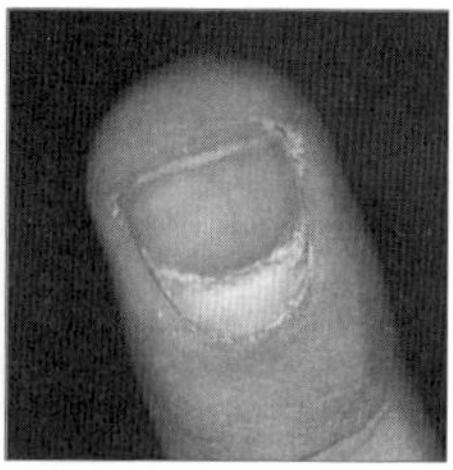

- Leukonychia: 손톱 또는 발톱에 백색 탈색소가 나타나는 증상으로, 아연 결핍으로 인해 나타난다. 그 외에도 셀레늄 결핍이나 비소 중독도 이러한 증상의 원인이 될 수 있다.
- Beau's line: 아연 결핍의 한 증상으로 손톱이나 발톱 좌우로 깊숙이 홈이 생긴다.

그리고 알코올 중독인 경우는 거의 아연 결핍상태라고 봐도 무방하다. 알코올 중독환자의 대부분은 음식으로 아연을 섭취하는 양도 부족할 뿐 아니라, 신장에서 아연의 재흡수가 저하되어 소변으로 아연이 많이 빠져나간다.

구리와 아연의 적절한 밸런스

구리도 우리 몸에 필요한 미네랄이다. 여기서 기억할 것은 구리와 아연이 경쟁관계에 있기 때문에 이 두 가지 미네랄이 서로 적절히 균형을 이루어야 한다는 사실이다. 어느 한쪽이 지나치게 많아지면 다른 쪽의 결핍 증상이 나타날 수 있는데, 구리 결핍 보다는 아연 결핍이 실제로 더 흔하다. 아연의 결핍으로 구리가 많아지면 중추신경계에 신경 독성 물질로 작용하여 과민한 행동이 나타날 수 있다. 따라서 개개인에 맞추어 적절한

용량으로 아연을 섭취해야 한다.

성장기, 특히 생후 1년의 유아와 사춘기의 아이들은 성장과 발달이 왕성하여 아연 요구량이 높다는 데 주목하자. 사춘기 때에는 스트레스에 의한 아연 손실이 더 크게 일어나며, 이때 소변으로 아연 배출량도 3배까지 증가한다. 특히 사춘기 여자아이들에게는 아연이 낮아지고 구리가 높아지는 경향이 있다. 게다가 생리 때는 생리혈의 배출로 인하여 철분과 함께 아연의 소실이 발생하므로 예민해지고, 긴장도가 증가하게 된다.

초경을 시작한 딸, 혹은 스포츠 활동에 열중하는 사춘기의 자녀가 요즘 지나치게 예민한 것 같다면 아연 결핍을 한번쯤 생각해볼 필요가 있다. 아연을 섭취하면 예민함도 낮춰주고 아이의 면역력도 증강시켜줄 수 있는 일석이조의 방법이 될 것이다.

아연을 보충하는 방법

가장 훌륭한 아연의 공급원은 '생굴'을 따라올 식품이 없다. 아연은 주로 해산물에 많이 들어 있으며, 채식 위주의 식습관인 경우 구리를 많이 섭취하게 되는데, 구리는 아연의 흡수를 방해한다. 따라서 아연을 함유한 견과류, 또는 아연 보충제를 따로 챙겨 먹을 필요가 있다. 아연을 반드시 보충해야하는 경우를 정리하자면 다음과 같다.

	아연 보충이 필요한 경우
대상	• 유아, 아동, 청소년기 • 임신을 계획 중인 부부, 임산부, 수유부 • 외상, 수술 등 상처 회복기 • 스트레스, 우울증 • 흡연자, 음주 시
질병	• 감기, 아프타성 궤양, 헤르페스 구순염, 대상포진을 비롯한 모든 감염성 질환 • 크론병, 아토피성 피부염, 지루 피부염 등 자가 면역 질환 • 그 외 전립선비대증, 당뇨병, 여드름

일반적인 종합비타민 한 알에 들어 있는 아연의 양은 10~15mg 정도 밖에 되지 않아서 체내 필요량에 비해 부족한 경우가 많다. 아연을 보충제로 투여하는 경우, 하루 30~60mg 정도를 꾸준히 복용할 것을 권유한다. 아연 과다 복용으로 인한 부작용은 속이 안 좋고 울렁거리거나 어지러움을 동반할 수 있으며 구리 부족으로 인한 빈혈이 나타날 수 있다. 그러나 대부분의 부작용은 하루 180mg이상을 지속적으로 섭취한 경우에 주로 발생이 되므로 걱정할 필요는 없다. 혹시 약에 민감한 사람이라면 15mg정도의 저용량으로 시작해 울렁거림이 나타나지 않는지 관찰하면서 서서히 용량을 올려라.

사실 영양소에 대한 개개인의 요구량은 다 다르다. 같은 사람이라도 스트레스를 많이 받은 날이나, 수술을 받았다면 그 상황에 맞추어 증량할 필요도 있다. 환자의 상태에 따라 기능의학에서는 치료목적으로 100mg 이상 증량하여 투여하기도 한다. 아연은 신체에 필요하지 않은 곳이 없는 '팔방미인 미네랄'이다. 늘 부족하지 않은 최적의 농도로 항상 유지시켜야 한다는 사실을 기억하자.

08

우울증, 불면증이 영양결핍 때문이라고?

'정신과의 감기'라고도 불리는 우울증은 정말 많은 사람들이 인생에서 한 번 이상 겪는 정신과 질환이다. 특히 여성의 절반에 가까운 숫자가 주요우울장애의 진단을 받는다고 한다. 그래서 전 세계 우울증 약 시장의 규모는 정말 어마어마하다.

우울증의 주된 원인으로 주목받는 호르몬은 바로 '세로토닌'이다. 세로토닌의 별명은 행복호르몬으로, 이 호르몬의 작용이 부족할 때 우울증이 찾아오고, 덩달아 세로토닌에서 만들어지는 멜라토닌도 부족해 불면증도 찾아온다.

우울한 당신, 장내 미생물부터 체크하라

세로토닌은 정신의학, 그리고 심리학에서도 가장 중요하게 다루어지는 토픽이다. 그런데 뇌에 작용하는 세로토닌의 90%가 만들어지는 장소는 뇌가 아니라 장이다. 장 내벽에 위치한 엔테로크로마핀 세포가 세로토닌을 직접 합성하기 때문이다. 그렇다면 우울증의 원인을 장에서 찾아보는 것은 전혀 엉뚱한 이야기는 아니다.

세로토닌은 트립토판이라는 아미노산으로부터 만들어진다. 여러 가지 아미노산 중 트립토판은 세로토닌의 전구물질이라는 이유로 장내 미생물에 의해 엄격하게 관리된다. 실제로 비피도박테리움 인판티스라는 균은 트립토판을 만드는데 크게 기여한다.[23]

세로토닌이 트립토판으로부터 만들어지려면 여러 가지 효소와 또 효소를 돕는 조효소들(비타민C, 비타민B6, 니아신, 엽산, 마그네슘, 아연, 칼슘, 철분)이 있다. 이 영양소들은 세로토닌뿐만 아니라 도파민, 노르에피네프린의 생성 과정에서도 필요한 조효소이기도 하다. 삶의 재미를 느끼게 해주는 호르몬인 도파민이 부족해도 우울증의 원인이 될 수 있다. 노르에피네프린 역시 우울증과 연관성을 가지는 신경전달물질이다.

이러한 호르몬 작용의 증가가 우울증을 낫게 해준다면 위에서 나열한 영양소들 또한 당연히 보충해야 한다. 2005년도에 발표된 연구 결과에 의하면 체내 엽산 농도가 부족하면 우울증 약 복용의 효과도 더디게 나타난다는 내용이 보고되었다.[24] 약간의 우울감이 있다면 자신의 식단을 점검해보고 비타민, 미네랄이 풍부한 채소, 과일, 견과류를 챙겨서 먹는 것도 좋은 방법이다.

티아민은 세로토닌 생성과정에 직접 관여하지는 않지만 만들어진 세로토닌이 뇌세포 시냅스에 잘 작용하도록 도와줌으로써 불안과 우울감을 없애주고 뇌의 기능을 돕는다. 그런데 습관적인 과음은 티아민의 결핍을 야기시킨다. 그리고 과자 등 가공식품에 들어있는 아황산염은 티아민의 생물학적 활성을 소실시킨다. 따라서 잦은 음주와 패스트푸드, 가공식품 위주의 식습관은 우울증의 원인이 된다.

또 비타민B12는 우울함을 없애고 기분을 북돋아주는 영양소이다. 실제로 비타민B12 한 가지만 보충해주었는데도 우울증이 사라진 사례도 꽤 흔한 편이다. 우울증 치료를 위해 비타민B12를 많이 먹으면 항우울 효과가 크게 증가한다는 연구 논문이 2005년 국제신경정신약리학저널에 발표되었다.[25]

DHA 역시 세로토닌 등의 신경전달물질이 기능을 발휘하는데 중요한 역할을 담당한다. 세로토닌, 도파민이 아무리 충분하다고 해도 DHA가 결핍되면 이 물질들이 신경세포 수용체에 결합하는 능력이 떨어져 우울증을 발생시킨다. 쉽게 말해 DHA는 두뇌활동을 북돋워주는 영양제라고 생각하면 된다. DHA 결핍상태에서 DHA를 보충해주면 신경세포의 시냅스 혈관의 숫자가 드라마틱하게 증가한다. 한 연구에서는 임신 중 DHA를 충분히 섭취한 산모에게서 산후우울증 발병률이 절반으로 감소했다는 결과를 발견했다. 또한 우울증의 원인으로 염증을 지목하고 있는 최신 연구 논문을 보더라도 DHA의 강력한 항염 작용 또한 우울증에 도움이 된다고 나와 있다.[26]

우울증의 기능의학적 치료 실례

다음은 20세 미국인 남자의 우울증 치료사례이다. 그는 화가 나면 주먹으로 자신의 머리를 치거나 벽에 부딪치는 등의 자해 행동을 하는 심한 분노발작을 보여 병원에 오게 되었다. 그는 10대 초반부터 ADHD가 의심되는 집중력장애 및 문제 행동이 나타나기 시작했으며, 16세 때 우울증 진단을 받고 우울증약을 복용하고 있었으나 우울감과 무기력증은 지속되었다.

그는 10대부터 늘 탄산음료를 하루에 10개씩 마셨고, 채소는 거의 먹지 않았다. 음식의 대부분 파스타와 치즈로 전형적인 고탄수화물, 영양결핍 식단이었다. 약간의 과체중이었으나 운동은 전혀 하지 않았다.

그의 혈액검사 결과 혈관을 손상시키는 물질인 호모시스테인 수치가 높았고, 마그네슘은 부족한 상태였다. 오메가3 지방산인 DHA와 EPA는 매우 부족했고, 오메가3 지방산 대비 오메가6 지방산의 비율은 비정상적으로 높았다.

이에 대해 미국의 기능의학 의사는 마그네슘과 오메가3가 풍부한 음식에 대하여 교육하면서, 통합적인 영양 치료를 시작했다. 처방된 영양소는 마그네슘과 오메가3, 비타민B와 여러 가지 항산화제였고 이 처방을 6개월간 유지하도록 했다.

영양제를 복용하면서 식습관을 개선한 뒤 6개월 뒤 환자는 그동안 자주 나타나던 문제 행동이 많이 경감되었고, 분노발작도 점차 줄어들더니 결국 사라졌다. 당연히 복용하던 우울증약도 점차 양을 줄여가고 있었다. 처음 병원에 방문했을 때는 작은 공장에서 파트타임으로 일을 시작한 지 얼마 안 된 상태였는데 치료 후에는 지방 대학 검사실에서 연구보조로서 풀타임으로 새 직장에서 정상적으로 생활하게 되었다고 한다. 이처럼 영양결핍만 개선해주어도 우울증 및 행동장애가 개선될 수 있다는 점이 놀랍지 않은가? 현재 우울증 약을 복용중이라면 위의 사례와 같이 식단 개선과 영양제 복용을 병행하면서 증상의 개선 정도에 따라 점차 우울증 약을 줄여나가길 바란다.

이처럼 우울증 또는 불면증으로 생활에 불편함이 있거나, 업무 집중이 잘 안되고 내가 성인 ADHD가 아닐까 걱정된다면 식단부터 먼저 점검해보길 바란다. 현미밥에 김과 잘 익은 김치, 청국장만 먹어도 유산균을 비롯한 비타민B, 비타민C, 요오드, 마그네슘, 오메가3 지방산을 섭취해 위와 같은 증상들이 완화될 수 있다.

09

비타민D,
면역을 위한 필수요소

비타민D는 대중에게 비교적 익숙한 영양소이다. 마트에 가보면 비타민D 성분을 강화한 우유나 두유를 쉽게 찾아볼 수 있다. 비타민D에 대한 연구가 최근 국내에도 많이 알려지면서 10여 년 전만 해도 별 관심도 없던 여러 병의원들에서 비타민D 수치를 검사하고, 비타민D 근육주사를 들여놓았다. 그래서 특히 건강을 걱정하는 중년 이후의 환자들 중에는 비타민D를 이미 복용하고 있거나 정기적으로 주사를 맞는 사람들이 많다.

그런데 비타민D를 왜 먹어야 하는지 잘 아는 사람들은 많지 않다. "잘 모르겠는데 그냥 자녀들이 먹으라고 사다주니까 먹는다", "골다공증에 좋다니까 먹는다"라는 대답이 대부분이다. 솔직히 의사들 중에도 비타민D의 효능을 하나도 빼놓지 않고 외워서 말할 수 있는 사람들은 드물 것이다. 왜냐하면 비타민D가 우리 몸에서 하는 일은 너무 다양하고 광범위하기 때문이다. 실제로 우리 몸을 구성하는 대부분의 장기와 세포가 비타민D를 필요로 하고, 비타민D가 부족해지면 탈이 난다.

혈중에 돌아다니는 비타민D는 세포막에 존재하는 구조물인 비타민D 수용체와 결합한다. 이 때 비타민D와 비타민D 수용체는 마치 열쇠와 자물쇠 같아서 비타민D만이 이 수용체에 결합할 수 있다. 비타민D가 찾아오면 비타민D 수용체는 그 신호를 세포 중심 핵 안에 위치한 DNA까지 전달해 기능을 발휘하기 시작한다.

따라서 어떤 조직에 비타민D 수용체가 있다는 것은 여기에 비타민D가 와서 할일이 있다는 뜻이다. 비타민D 수용체는 거의 전신에 퍼져있다. 소화관, 간, 심장, 신장, 갑상선, 부갑상선, 췌장, 고환, 난소, 자궁, 태반, 골수, 폐, 뼈, 연골, 근육, 피부, 머리카락, 뇌세포까지도 분포하고 있다. 비타민D를 사람에 비유하자면 서울, 경기는 물론이고, 강원, 경북, 전남, 제주까지 안 다니는 곳 없이 곳곳마다 다양한 종류의 일자리를 가진 사람으로 볼 수 있다. 심지어 그 모든 각 분야에서 중요한 역할을 맡고 뛰어난 재량을 발휘하는 진정한 멀티플레이어가 바로 비타민D이다.

그래서 비타민D의 효능이 여러 가지일 수밖에 없다. 이 모두를 설명하자면 책 한 권은 족히 나올 분량이지만, 나는 이 중에 '면역'에 초점을 맞추어 소개해보겠다.

비타민D, 면역을 위한 핵심 비타민

비타민D는 사실상 비타민이라기보다 호르몬에 가깝다. 햇빛을 받으면 체내에서 저절로 합성이 되어 간과 신장에서 활성형으로 대사된다. 그리고 우리 몸 거의 모든 장기에 비타민D 수용체가 존재한다.

그중 비타민D 수용체가 가장 많이 있는 곳은 '면역세포'이다. 특히 흉선에 막 들어온, 아직 미성숙한 면역세포에 더 많이 존재한다. 수용체가 많이 있다는 것은 그만큼 비타민D를 더 필요로 한다는 뜻으로 해석할 수 있다. 즉, 면역세포들의 성숙과 활동에는 비타민D가 필수 영양소이다.

비타민D는 결핵균을 퇴치하는데 결정적인 역할을 하기도 한다. 결핵균을 잡아먹는 대식세포(macrophage)는 결핵균을 죽이기 위해 '카텔리사이딘(cathelicidin)'이라는 물질을 생성한다. 이때 비타민D는 대식세포에게 카텔리사이딘을 생산하도록 신호를 보내는 중요한 역할을 한다. 결핵 유병률이 높은 우리나라 국민들은 특히 비타민D를 적극적으로 보충할 필요가 있다.

또한 독감, 감기와 같은 감염성 질환에 대한 면역력을 높여주는 것도 비타민D의 중요한 효능이다. 단핵구(monocyte), 자연살해세포, 중성구(neutrophil) 및 호흡기 상피세포는 디펜신(defensin), 카텔리사이딘과 같은 내인성 항생물질, 즉 수류탄이나 지뢰와 같은 무기를 만들어 독감 바이러스나 세균을 무력화 시킨다.[27]

이때 비타민D는 군인인 면역세포들이 내인성 항생물질이라는 무기를 더 많이 생산하도록 자극하고 북돋아 줌으로써 바이러스, 세균과 같은 외부 침입자에 대한 면역력을 높여준다.

그렇다고 비타민D가 전쟁을 부추기기만 하는 것은 아니다. 비타민D는 면역세포의 활동을 적절하게 조절하는 역할을 한다. 그래서 불필요한 면역반응에 대해 저지하는 쪽으로도 작용한다. 면역세포들은 전쟁할 때 염증을 일으키는 화학 물질인 염증성 사이토카인을 분비하는데, 비타민D는 이 염증성 사이토카인의 생성을 감소시켜 염증을 억제한다.[28]

이처럼 비타민D는 꼭 필요한 전쟁은 도와주고, 불필요한 전쟁은 억제하는 역할을 한다. 그래서 만성 염증으로 인한 질병들을 예방하고 완화시키는 역할을 한다. 이러한 맥락에서 비타민D는 자가 면역반응의 발생을 매우 강력하게 억제한다.[29] 따라서 류마티스 관절염, 건선, 백반증과 같은 자가 면역성 질환이 있다면 비타민D는 기본적으로 꼭 체크하고 보충해주어야 한다.

우리가 파워 면역력을 갖춰야 하는 중요한 이유는 외부 병원체뿐만 아니라 바로 암으로부터 몸을 지키기 위해서이다. 비타민D는 암세포의 초기 생성 단계뿐만 아니라 증식, 전이의 모든 과정에서 암을 억제하는 방향으로 관여한다.

암세포는 정상세포의 DNA가 손상되면서 만들어지는데, 비타민D는 항산화 방어능력을 증진시켜 산화 스트레스로부터 DNA가 손상되지 않도록 보호해준다. 또 이미 손상된 DNA를 교정, 수복시켜 암세포의 생성을 억제한다.[30] 또한 암세포가 처음 만들어지는 과정은 만성 염증 반응과 매우 관련이 깊은데, 비타민D는 염증을 억제하는 쪽으로 작용해 암세포 생성 과정의 시작부터 차단한다.[31] [32] 비타민D는 정상세포와 암세포 모두에서 증식을 억제하는 쪽으로 작용한다.[33]

햇빛으로 면역력을 올리는 법

현대사회를 살아가는 대부분의 사람들은 햇빛에 피부를 노출시키는 시간이 매우 부족하다. 더군다나 선크림으로 자외선을 차단하는 우리나라 여성들에게는 더더욱 비타민D 결핍이 심각하다. 남성들도 술을 자주 마신다면 비타민D의 흡수가 저하되어 결핍이 되기 쉽다.

비타민D가 혈중 농도 20ng/mL 이하이면 결핍, 20~30ng/mL는 부족한 상태이다. 최소한 30ng/mL는 넘어야 정상 범위 내에 들어올 수 있다. 암, 당뇨 등의 질병 예방효과를 누리기 위한 이상적인 수치는 50~80ng/mL이다.

그런데 2013년 전국의 17,252명을 대상으로 비타민D 혈중 농도를 조사한 연구 결과에 따르면, 한국인의 평균 비타민D 수치는 남성 21.9ng/mL, 여성 19.2ng/mL로 비타민D 부족이 만연해 있음을 알 수 있다.[34] 질병관리본부 통계에 의하면, 한국인의 93%(여성 95.9% 남성 91.3%)가 비타민D 부족 상태이다.

나도 진료실에서 환자들의 검사 수치를 보면 30ng/mL를 넘는 사람을 본 적이 없다. 심지어 밭농사로 하루 종일 햇볕 아래에서 일을 하는 아주머니도 20ng/mL를 넘지 못했다. 아마도 모자와 옷 등으로 피부를 다 가리고 일을 했기 때문일 것이다. 그렇다고 팔다리 걷어붙이고 장시간 햇빛을 쬐라는 말이 아니다. 잘못하면 일광화상의 위험이 있다.

체내 비타민D의 합성을 위해 봄, 여름, 가을에 주 3회 오전 10시부터 오후 2시 사이에 손, 얼굴, 아래팔에 15분간 햇볕을 쬐면 좋다. 이렇게 하면 피부 손상의 위험성을 최소화 하면서 적절한 비타민D가 체내에서 만들어진다. 또한 겨울 동안 사용할 비타민D의 분량까지도 체내에 모아질 것이다. 만약 야외활동으로 인해 15분 이상 일광에 노출될 예정이라면 15분만 맨살에 햇볕을 쬐고, 그다음 자외선 차단제를 바르면 된다.

만약 햇볕 쬐기가 어렵다면 비타민D가 풍부한 식품을 섭취하거나, 비타민D 주사 또는 비타민D 보조식품을 함께 복용하면서 비타민D의 체내 농도를 빨리 정상화시키는 것이 중요하다.

비타민D가 들어 있는 음식은 주로 동물성 식품이다. 간, 소고기, 달걀, 유제품, 연어, 참치 등 기름기가 많은 생선 종류에 풍부하다. 특히 대구간유(대구과의 생선에서 추출한 노란 기름)에 많이 들어 있다. 버섯 종류에도 들어 있지만 동물성 식품보다는 함유량이 적은 편이다.

진정한 멀티태스커, 비타민D

비타민D는 기본적으로 칼슘 대사에 필수적으로 관여하여 튼튼한 뼈를 유지하는 데 없어서는 안 되는 영양소이다. 그러나 최근 몇 년간 비타민D는 그 외에도 수없이 많은 질병의 치료 및 예방 효과를 갖는다는 사실이 여러 논문을 통해 입증되었다. 앞서 언급한 항암효과뿐 아니라 고혈압, 당뇨부터 시작해 피부질환, 심혈관계 질환, 우울증 등의 기분장애까지 비타민D가 관련되지 않은 질병을 찾기가 더 어렵다.

세상에 만병통치약은 없다고들 한다. 그러나 비타민D는 실제로 거의 만병통치약 수준의 능력 범위를 가지고 있다. 비타민D가 모든 병을 치료하는 것은 아니지만, 다만 비타민D가 있어야만 내 몸의 각 장기들이 정상적인 기능을 발휘해 건강한 면역 상태를 유지할 수 있다. 만약 어떤 환자가 비타민D 결핍이라는 한 가지의 원인으로 생긴 증상이나 질병이 있다면 비타민D만 가지고도 치료제와 같은 효과를 나타낼 수도 있다.

대부분의 질병은 영양, 스트레스, 수면 부족 등 여러 가지 복합적인 원인을 가진다. 비타민D의 결핍을 채워주는 것은 질병을 일으킨, 혹은 앞으로 일으킬 여러 가지 원인 중에 중요한 한 가지를 교정하는 것이다. 따라서 기억할 것은 모든 질병 치료에 앞서 비타민D의 보충은 필수라는 사실이다.

이처럼 우리 몸이 정상적으로 기능을 하는데 꼭 필요한 영양소가 결핍되어 있다면 이것을 채우는 것이 영양치료의 시작이다. 그 결과 몸의 자가 회복 능력을 끌어올려줌으로써 억지로 하는 것이 아닌, 자연스럽게 점차 건강한 방향으로 나아가게 하는 것이 바로 기능의학의 치료가 추구하는 목표이다.

특히 비타민D는 면역 시스템이 본래의 기능을 하는데 꼭 필요한 영양소임을 기억하자. 따라서 파워 면역력을 갖기 위해 현재 나의 비타민D 혈중 농도를 체크해보고, 비타민D를 꼭 보충하기를 제안한다.

2장

질 좋은 수면과 스트레스 관리를 명심하라

01

나를 피곤하게 하는 뉴스를 꺼라

환자들에게 "스트레스를 조절하세요"라고 말하면, 사람들은 이 말을 뜬구름 잡는 애매모호한 처방이라고 생각한다. 그러나 스트레스는 그 무엇보다도 뚜렷하게 밝혀진 만병의 원인이다. 그중에도 스트레스가 가장 직접적으로 일으키는 질병이 '부신 피로'이다. 이것은 기능의학에서 오랜 역사를 가지고 연구되었으며, 많은 만성피로 환자들을 치료해온 기능의학의 주 종목이라 할 수 있는 영역이다.

부신은 신장에 고깔모자를 씌운 모양으로 붙어 있는데, 우리 몸의 혈압을 조절하는 호르몬, 성호르몬 등 중요한 호르몬을 분비하는 기관이다. 특히, 스트레스를 받으면 코르티솔이라고 하는 스트레스 호르몬을 분비하기 때문에 스트레스와 매우 밀접하다.

스트레스가 질병으로 이어지는 과정에서 중요한 것은 스트레스 그 자체가 아니라 스트레스에 대한 신체의 호르몬 반응이다. 스트레스의 양은 측정할 수 없지만 스트레스에 부신이 반응하여 코르티솔을 얼마나 분비하는지는 측정 가능하다.

사실 스트레스 자체가 나쁜 것은 아니다. 적절한 스트레스는 삶에 리듬을 주고, 사람을 성장시키는 동력이 되기도 한다. 그러나 문제는 이 스트레스의 정도가 개인의 한계치를 벗어나는 상황이다. 예를 들어 가까운 가족이 갑작스런 사고로 사망한 이후, 또는 생명의 위협을 느낄 만큼 큰 사고에서 살아남은 경우 부신 피로가 생긴다. 과도한 스트레스로 인해 부신이 과로하다가 녹다운 되어 버린 것이다. 그래서 그 이후 부신이 기능을 제대로 하지 못하고 만성피로 상태를 수년 이상 유지하기도 한다. 이것이 바로 부신 피로 또는 부신 기능 부전이다.

불필요한 자극을 차단하라

문제는 스트레스에 대한 신체의 반응을 내가 내 맘대로 조절하기 어렵다는 것이다. 스트레스를 받을 때마다 '괜찮아, 잘 될 거야'라고 스스로를 위로하라고 하지만, 이렇게 자기 자신을 다독이며 스트레스에 대응하는 것도 실은 그렇게 할 수 있는 정신적 에너지가 남아 있을 때 가능하다.

하루하루 나에게 찾아오는 스트레스의 양과 무게가 늘 같진 않다. 평안할 때도 있고, 정말 정신적으로 너무 힘들다고 느껴질 때도 있다. 만약 요즘에 내가 받는 스트레스가 좀 과하다고 느껴진다면, 불필요한 스트레스의 원인들을 차단해 스트레스의 양 자체를 줄이기를 제안한다.

대표적인 것이 뉴스이다. 뉴스는 절대 평범하고 평화로운 이야기를 다루지 않는다. 모두가 경악할 만큼 끔찍한 범죄사건이나 대형사고, 유명인의 탈세 등 이슈가 될 만큼 자극적이고 충격적인 이야기들로 가득 차있다. 나는 특히 어린 아기를 학대하거나 방치하는 사건을 듣고 나면 가슴이 두근거리고 마음이 힘들어진 여파가 며칠간 이어지기도 한다. 누구나 이런 경험이 있을 것이다. 이 제안은 담배 끊듯이 뉴스를 완전히 끊으라는 것이 아니다. 마음이 복잡하고 힘들 때는 나의 정신 건강을 위해 잠시 멀리하라는 것이다.

이뿐만 아니라 자기 자랑으로 가득 차 있는 SNS도 멀리할 것을 권한다. 나와는 다르게 멋져 보이는 타인의 삶을 자주 들여다볼수록 우울증이 유발된다는 연구 결과도 발표되었다.

이처럼 곰곰이 따져보면 내가 받는 스트레스 중에 별로 필요하지도 않는 것들이 꽤 많다는 것을 알 수 있다. 스트레스는 예측 불가능하게 찾아오는 경우도 많지만 이처럼 자신이 얼마든지 차단할 수 있는 스트레스도 분명히 있다. 정말 중요한 일을 위해, 또는 언제 찾아올지 모르는 스트레스에 대응할 에너지를 비축하기 위해 별 의미 없고 불필요한 스트레스를 일단 줄이는 것이 현명하다.

나의 한계를 인정하고
한계를 누려라

한국에서는 학벌도 좋고 집안도 좋은 연예인에 대한 수식어로 '엄친아'라는 말을 자주 사용한다. 엄친아의 진짜 속뜻은 외모, 학벌, 재력 등 여러 면에서 잘난 사람을 가리키는 말이다. 그런데 왜 엄마 친구의 아들은 항상 나보다 잘났을까? 엄마들은 친구의 자녀 중에 공부를 잘하는 아이가 있으면 늘 나와 비교하면서 "걔는 이번에도 100점이라던데 너는 늘 왜 이 모양이니?"라고 말하기 때문 아닐까?

사람마다 각자 잘하는 것이 따로 있고, 그에 따라 능력치가 다르다. 그런데 한국 사람들은 서로 비교하기를 너무 좋아한다. 직장에서도 개개인의 능력과 성과를 평가하여 인사고과에 반영하기 때문에 입사 동기들과 비교가 된다. 일이 재미있고 좋아서라기보다는 "친구는 이번에 어디에 집을 샀고, 무슨 차를 샀대"라는 비교의식에 쫓겨 일하고 있는 직장인들이 무척 많다.

성실함은 일터에서 최고의 미덕이다. 그러나 때로는 과도한 업무로부터 스스로를 보호할 필요가 있다. 'No'라고 말할 줄 아는 것도 무척 중요한 삶의 기술이다. 자신의 한계를 인정하고, 그 한계를 누릴 줄도 알아야 한다. 설령 일하는 것이 너무 즐겁고 휴식은 제쳐두고 조금이라도 더 많은 성과를 내고 싶은 의욕이 넘치더라도, 과한 업무량에 지쳐 스트레스가 과해지면 내 몸, 그 중에서도 부신이 지치기 시작한다. 부신이 고장나버리면 그 전과는 비교할 수 없을 만큼 신체의 에너지량 자체가 줄어든 것을 느끼게 된다. 전보다 작은 업무량에도 쉽게 지치고, 더 빨리 피로가 몰려온다면 부신 기능 부전을 의심해보라. 회복 방법은 충분한 휴식과 영양 보충뿐이다.

재충전을 위한
휴식 전략

부신 기능에 문제가 없더라도 궁극적인 목표인 나의 성장과 발전을 위한 재충전 시간으로 시기적절한 휴식을 꼭 가져야 한다. 지금 너무 지쳐 있다는 생각이 든다면, 전략적인 휴식기를 계획하자. 이 기간 동안은 잠시 이기적이 되어도 좋다.

특별히 직장에 휴가를 냈다면 그동안 나에게 연결된 모든 미디어를 차단하라. SNS 메신저 단체방의 알림부터 꺼두자. 길어 봤자 며칠이다. 내가 잠시 온라인에서 사라진다고 해도 세상은 별일 없이 잘 돌아간다.

그리고 가능한 일상에서 벗어나 자연 속에서 휴식을 취하라. 삼림욕도 좋고 바닷가의 파도소리를 듣는 것도 좋다. 이왕이면 가보지 않은 낯선 곳을 선택하라. 이것은 도파민의 분비를 자극해 다시 일상으로 돌아갔을 때 당신을 더 의욕적으로 생활할 수 있게 도와줄 것이다.

의외로 편안하게 쉬는 것이 어려운 사람들이 많이 있다. 바쁜 것이 자연스럽고 당연한 일상이어서 아무 일도 안 하고 편하게 있을 때조차 '내가 지금 뭔가 할 일을 놓치고 있는 거 아니야?'라는 불안감이 밀려온다. 그리고 제대로 쉬어본 적이 없기 때문에 이렇게 전략적인 쉼이 낯설게 느껴질 수 있다. 그러나 사람은 초능력자가 아니다. 누구나 한계가 있다. 그 한계를 인정하고 적절한 휴식을 병행할 때 우리는 더 효율적이고 창조적인 에너지를 발휘하게 될 것이다.

02

긴장과 이완의 밸런스가 필요하다

자율신경계, 인체의 항상성을 유지시키다

자율신경계는 우리 몸이 시시각각 변하는 외부 자극에 대하여 인체의 '항상성'을 유지하도록 자동으로 반응하는 시스템이다. 항상성이란 체온이나 세포에 공급되는 혈류량, 혈액 속 전해질 농도 등을 환경의 변화와 상관없이 언제나 일정하게 유지하려고 하는 인체의 생리적 특성을 의미한다.

예를 들어 신체가 추위라는 외부 자극에 노출되면 찬 공기에 직접 닿는 피부의 말초혈관을 수축하게 하여 체온을 보존한다. 이때 말초혈관의 수축은 교감신경이 하는 일이다. 이때 만약 교감신경이 제대로 임무를 수행하지 못한다면 우리 몸은 추운 환경에서 금방 저체온증에 빠져 생명의 위협을 받게 된다. 그런데 추운 곳에 있다가 따뜻한 실내로 들어오면 볼이 빨갛게 달아오른다. 추운 곳에서 혈관을 수축시켜 혈류의 흐름이 일시적으로 정체되었던 것을 다시 원상복귀하기 위해 이번에는 부교감신경이 등장하여 혈관이 확장되는 것이다.

이처럼 '체온'을 일정하게 유지하려는 항상성을 위해 교감신경과 부교감신경은 어느 한쪽으로 치우치지 않게 균형을 이루며 작용한다. 이것이 바로 자율신경계이다. 서로 상반된 기능을 담당하는 교감신경과 부교감신경이 외부 자극에 대하여 자동으로 반응하도록 되어 있다. 교감신경과 부교감신경은 시소의 양끝에 놓여 있다고 생각하면 이해가 빠를 것이다.

교감신경은 주로 우리가 긴장할 때 나타난다. 눈앞에 호랑이가 있다고 상상해보자. 동공은 커지고, 심장 박동은 빨라지며 혈압은 올라간다. 빨리 도망가야 하므로 팔다리 근육에 혈류를 잘 공급하기 위해 상대적으로 불필요한 위장의 혈류량은 감소한다. 반대로 부교감신경은 우리가 안정을 취할 때 나타난다. 동공은 작아지고 심장 박동은 느려지고 혈압도 내려간다. 위장의 혈류량이 늘어나 소화 작용이 원활히 일어난다. 그래서 밥 먹을 땐 건드리지 말라는 것이고, 밥 먹은 직후에 달리기를 하면 배가 아픈 것이다. 자율신경계는 이처럼 인체의 생존을 위해 자동으로 돌아가는 시스템이다.

면역력을 위한 자율신경계의 밸런스

대한민국을 사는 현대인들은 호랑이를 마주칠 일은 거의 없지만 그에 버금가는 긴장 속에서 살아간다. 호랑이는 어쩌다 한번 만나지만 직장 상사로부터 받는 스트레스와 긴장은 끊임없이 매일 마주친다. 자율신경계라는 시소는 양쪽에 있는 교감신경과 부교감신경이 오르락내리락하면서 밸런스를 맞추어가야 하는데, 대한민국의 직장인들의 자율신경계 시소는 교감신경이 더 무거운 상태로 늘 기울어져 있다.

저녁이 되면 집에 와서 쉬어야 하는데, 과도한 업무로 인해 늘 퇴근시간은 한밤중이다. 업무 스트레스, 인간관계 스트레스 등으로 긴장의 연속인 상황에 익숙해지다 보니 이완하는 법을 잊어버린다. 그래서 퇴근하고 집에 와서 쉬어야 하는데도 긴장이 풀리지 않아 피곤하지만 잠이 오지 않는 불면증을 겪기도 한다. 너무 오랫동안 단단히 동여매놓은 끝이 쉽게 풀어지지 않는 것과 비슷한 상황이다. 긴장했던 만큼 이완해야 몸의 모든 기관들이 제 기능을 한다. 특히 혈관이 계속 긴장 상태에서 수축하고 있으면 혈액순환이 제대로 되지 않고 혈압이 계속 높은 상태를 유지하여 고혈압의 원인이 되기도 한다.

스트레스는 코르티솔을 통해서도 면역 시스템에 악영향을 주지만, '교감신경의 강세, 부교감신경 활동량의 부족'으로 인해 면역 시스템을 약화시킨다. 면역 시스템을 건강하게 유지시키기 위해서 자율신경계의 밸런스는 매우 중요한 필수 요소이기 때문이다. 그래서 과로와 스트레스가 면역력을 떨어뜨리고 잦은 감기, 지루 피부염, 아프타 입안염, 대상포진 등의 질병을 야기시키는 것이다.

균형을 맞추는 간단한 방법

교감신경으로 치우친 자율신경계의 불균형을 해결하는 방법이 있다. 이것은 비싸지도 않고 따로 시간을 낼 필요도 없다. 바로 깊은 심호흡을 틈틈이 하는 것이다. 코로 천천히 들이마신 뒤 입으로 최대한 가늘고 길게 숨을 내뱉는 것이다. 한번만 해도 긴장이 풀리는 것을 느낄 수 있다.

너무 쉬운 방법이라서 의심이 든다면 한번 실험을 해보길 바란다. 우선 안정 상태에서 혈압을 재라. 그리고 심호흡을 한 다음 다시 혈압을 재보고 그 차이를 비교해보라. 나는 병원에서 환자의 혈압을 잴 때 긴장해서 평소보다 혈압이 높게 나오는 경우 이 방법을 종종 사용한다.

심호흡은 긴장으로 지속되었던 하루를 부교감신경 우위의 휴식 모드로 바꾸어주는 효과가 있다. 몸에 산소를 천천히 그리고 고르게 지속적으로 공급하면 근육의 긴장이 사라진다. 그리고 교감신경계가 코르티솔과 아드레날린을 혈중으로 내보내던 것을 멈추게 한다.

심호흡보다 더 적극적으로 부교감신경의 톤을 높이는 방법도 있다. 1920년 독일의 의사 요하네스 슐츠(Johannes Heinrich Schultz) 박사는 '아우토겐 트레이닝(Autogenic Training)'이라는 이완법을 개발했다. 그 후 지금까지도 이 방법은 독일을 포함한 유럽 전역에서 보편화되어 여러 가지 질병들이 이 방법으로 치료되었다.

아우토겐 트레이닝은 연습을 통한 훈련이 어느 정도 필요하지만 어려운 것은 아니다. 그 방법을 간단히 소개해보자면 편안하게 눕거나 앉은 자세에서 눈을 감은 채로 몸의 힘을 모두 빼고 머릿속으로 다음의 문장을 차례대로 천천히 떠올리면 된다.

1. 나는 아주 편안하다. (1회)
2. 오른팔(손)이 무겁다. (6회)
3. 나는 아주 편안하다. (1회)
4. 오른팔(손)이 따뜻하다. (6회)
5. 나는 아주 편안하다. (1회)
6. 호흡이 편안하고 고르다(규칙적이다). (6회)
7. 숨이 나를 쉰다. (1회)
8. 나는 아주 편안하다. (1회)
9. 심장이 고요하게 규칙적으로 뛴다. (6회)
10. 나는 아주 편안하다. (1회)
11. 태양신경총(복부)이 따뜻하다. (6회)
12. 나는 아주 편안하다. (1회)

13. 이마가 시원하다. (6회)

14. 나는 아주 편안하다. (1회)

이 책에서는 지면상 이렇게 간단히 소개했지만, 아우토겐 트레이닝을 제대로 해보고 싶다면 책으로 나온 아우토겐 트레이닝 교본을 보고 구체적인 방법을 익히고 연습해보길 권한다.

진료 중에 "당신의 질병은 스트레스 때문입니다"라고 말하면 환자들은 스트레스는 내가 어찌할 수 없는 영역이라고 단정 짓고 한숨을 쉰다. 그저 쓴웃음을 지으며 "스트레스 안 받고 살 수는 없잖아요"라고 말한다. 그러나 더 정확히 말하면 질병의 원인은 스트레스에 대한 인체의 반응, 즉 자율신경계의 불균형 때문이다. 스트레스를 안 받고 살긴 어렵지만 스트레스에 대한 인체의 반응을 조절해 면역력을 건강하게 유지하고 질병을 예방할 방법은 있다. 혹시 요즘 스트레스를 많이 받아서 힘들거나 병원에서 '이 증상은 스트레스 때문'이라는 말을 들었다면 심호흡과 아우토겐을 꼭 실천해보길 바란다.

03

포옹하라, 면역력이 올라간다

'캥거루 케어'라는 말을 들어본 적이 있는가? 산부인과에서 아기를 출산하면 엄마와 아빠가 상의를 벗고 맨몸으로 아이를 안아주는 것이다. 짧은 순간이지만 엄마와 아빠의 맨살에 닿는 포옹이 아기에게 출산 과정에 받은 극도의 스트레스를 안정시켜준다. 또한 부모에게는 아기의 탄생을 기념하고 축하하며 아기와의 애착이 시작되는 순간이다. 그런데 이 캥거루 케어는 처음에 어떻게 시작된 것일까?

1983년 콜롬비아 보고타의 한 산부인과 병원에서는 인큐베이터가 부족했다. 그때 부족한 인큐베이터에 들어가지 못한 이른둥이 아기들을 보호하기 위해 고안된 방법이 바로 캥거루 케어다. 캥거루가 따뜻한 주머니에 아기를 넣어 키우는 것과 비슷하다고 하여 캥거루 케어라고 불리기 시작했다.

그 후 인큐베이터가 부족하지 않은 상황에서도 이른둥이(미숙아)들을 하루에 일정 시간씩 엄마의 품에 안기도록 하는 캥거루 케어가 시행되기도 했다. 이렇게 엄마의 포옹을 받은 아기들은 불안정했던 심박수가 안정되었고, 체중의 증가도 더 원활하게 이루어졌다. 캥거루 케어는 결과적으로 미숙아 사망률을 크게 낮추는 데 기여했다. 엄마가 안아주었을 뿐인데, 그것이 생사의 갈림길에 놓인 신생아에게 생명을 부여한 것이다.

캥거루 케어는 만삭으로 태어난 신생아와 산모에게도 건강 증진 효과를 제공한다. 엄마 품에 안긴 아기는 면역력이 향상된다. 엄마와 아기 모두 옥시토신의 분비가 촉진되어 산모의 산욕기 건강 회복에 도움을 주고, 정서적으로 안정감을 주어 산후우울증을 감소시킨다. 또한 아기는 앞으로 살아가면서 만나게 될 모든 인간관계의 기본인 엄마와의 애착 형성에 기초를 튼튼히 하는 효과를 얻게 된다.

엄마 품에서 면역력을 챙기는 아이들

아이들은 자라나면서 자주 감기에 걸린다. 특히 어린이집에 일찍 보내면 거의 1년 내내 콧물을 달고 산다. 그런데 이는 크게 걱정할 일이 아니다. 세균, 바이러스에 전혀 노출되지 않으면 면역 시스템이 제대로 발달하지 못하기 때문에, 오히려 가벼운 질병을 일으키는 바이러스들을 통해 아이들의 면역 시스템이 훈련을 받는 중이라고 생각하면 된다.

그래서 면역 시스템이 발달되어가는 과정 중에 있는 아이들의 흉선은 어른보다 훨씬 크기가 크다. 그럴 수밖에 없는 것이 어린이의 면역세포들도 주인처럼 아직 어리기 때문에 훈련소에서 훈련 중인 면역세포들의 비중이 더 크기 때문이다.

이렇게 면역 시스템이 훈련을 받는 시기에는 아이들은 평소보다 더 강력하게 엄마한테 붙는다. 세 돌이 지나 이젠 혼자서도 잘 놀던 아이도 감기로 열이 나면 엄마 품으로 파고든다. 이것은 자신의 면역력을 강화시켜서 바이러스를 물리치고자 하는 매우 자연스러운 현상이다.

신생아뿐만 아니라 많이 자란 어린이들도, 사실 어른들도 스킨십이 면역력에 기여하는 효과는 상상 이상이다. 다 자란 10대, 20대의 자녀들도 아플 때 자주 안아주면 회복이 빨라질 수 있다. 나이 드신 부모님도 마찬가지이다. 가족의 면역력 강화를 위해서라도 자주 포옹하는 것을 추천한다.

포옹의
건강상 효능

포옹이나 입맞춤과 같은 스킨십이 면역력을 강화시켜 감기에 덜 걸린다는 외국 연구논문은 신문에 자주 등장하는 단골 기사이다. 그 연구들을 살펴보면, 스킨십과 면역력의 연관성을 설명하는 키워드는 바로 호르몬이다. 스킨십은 엔돌핀과 옥시토닌, 세로토닌과 같은 호르몬의 분비를 통해 면역력을 증강시킨다.

엔돌핀은 '몸 안에서 생기는 모르핀'이라는 뜻으로 사람이 고통을 느낄 때 고통을 줄여주기 위해 뇌에서 분비되는 호르몬이다. 엔돌핀은 병원에서 진통제로 투약하는 모르핀보다 200~800배 이상의 강력한 진통효과를 발휘한다. 갑자기 교통사고를 당했을 때 사고 당일이 아니라 그 다음날 통증이 느껴지는 이유도 물리적 충격을 받을 당시에는 뇌에서 엔돌핀이 급격하게 상승하여 강한 진통효과를 발휘했기 때문이다. 그러한 엔돌핀이 우리가 스킨십을 할 때도 만들어진다. 엔돌핀은 통증 감소 효과뿐만 아니라 면역세포 중에 T림프구를 활성화시켜 면역력을 높여준다.

옥시토신은 '포옹 호르몬' 또는 '사랑의 호르몬' 등 여러 가지 별명을 갖고 있으며 활발히 연구되는 호르몬이다. 분만 시 산모의 뇌에서 분비된 옥시토신은 엄마로 하여금 아기에 대한 애착을 강하게 해주어 육아를 돕는다. 다양한 연구를 통해 입증된 내용을 보면 옥시토신은 사랑하는 사람과의 가벼운 대화를 나눌 때나 가벼운 스킨십만으로도 3배나 분비가 증가한다. 옥시토신의 최고치는 사랑하는 사람과의 안정적인 성행위 시 나타난다.

옥시토신 분비는 엔돌핀과 마찬가지로 통증을 감소시킨다. 또한 면역력을 강화하고 상처 치유력도 높인다. 혈압을 낮춤으로서 심장질환의 발병을 줄여주기도 한다. 불안과 우울감을 낮추며 스트레스를 감소시킴으로써 코르티졸의 분비량을 줄여준다. 이를 통해 간접적으로 면역 시스템에 긍정적인 작용을 한다.

세로토닌의 별명은 '행복 호르몬'이다. 이 호르몬 역시 사랑하는 사람과의 포옹을 통해 분비가 촉진된다. 우울증은 뇌에서 세로토닌 호르몬이 부족할 때 발병하는데, 스킨십을 자주 함으로써 세로토닌의 분비가 증가되면 정서적인 안정감, 행복감을 느끼게 되면서 우울증이 자연스럽게 예방된다. 그뿐만 아니라 세로토닌은 신체에 활력을 주고 노화를 방지하는 임무까지 수행한다.

이처럼 단지 안아주는 것만으로도, 정서적 안정은 물론이고 신체의 건강이 증진되어 면역력 향상을 도모할 수 있다.

허그 테라피를 실천하라

내가 다녔던 어머니학교는 다양한 연령대의 기혼여성들을 대상으로 진행되는 프로그램이었다. 대부분 서로 잘 모르는 사람들이 모여 있었는데 사회자는 옆 사람과 포옹을 한 채 그대로 10초 이상 유지하도록 지시했다. 약간의 어색함이 있었지만, 모두들 그 지시에 따랐다. 그 결과 놀랍게도 절반 이상의 여성들이 남모르는 이들의 품에 안겨 눈물을 흘렸다. 말없이 단지 안아주는 것만으로도 그동안 참았던 눈물이 나오게 하는 깊은 위로를 경험한 것이다.

허그 테라피에서 요구하는 구체적인 지침은 서양 사람들이 인사로 잠시 1~2초 정도 하는 포옹과는 전혀 다른 차원의 경험을 선사한다. 엉덩이를 뒤로 뺀 채 팔로만 안는 시늉을 하는 엉거주춤한 자세로는 제대로 치유 효과를 얻기 힘들다. 상대방을 있는 그대로 받아준다는 마음으로 제대로 안아 준다. 그리고 10초 이상 그 상태를 유지한다. 처음에는 그 10초가 상당히 길게 느껴질 것이다. 그러나 초반의 어색함을 참고 기다리면 감동의 순간이 밀려올 것이다. 그리고 엔돌핀과 옥시토닌, 그리고 세로토닌의 효과를 누리게 될 것이다.

우선 가장 가까이에 있지만 안아본지 오래된 가족들에게 먼저 실천해보자. 나이 드신 부모님, 한창 자라는 나이인 자녀들, 가족들을 위해 바쁘게 일하는 남편과 아내를 위해서 우리집 포옹 캠페인을 벌이는 것은 어떨까?

04

성인인 당신도 일찍 자야 하는 이유

어린 자녀를 둔 젊은 부모들은 아이들을 일찍 재우고 싶어 한다. 물론 부모가 빨리 쉬고 싶어서 그렇기도 하지만 아이들이 잘 자야 성장호르몬이 원활하게 분비되어 키가 큰다는 사실을 잘 알고 있기 때문이다. 성장호르몬은 여러 호르몬 종류 중에 대중에게 매우 잘 알려져 있다. 특히 성장호르몬은 키가 작은 아이들의 키를 크게 하기 위해 비싼 돈을 지불하고 맞히는 것으로 부모들 사이에서 더욱 유명해졌다.

이 성장호르몬은 단순히 아이들의 키를 크게 하는 것 외에도 우리의 면역력과 건강을 유지하는 데 중요한 역할을 담당하고 있다.

성장호르몬과의 인연은 아직 끝나지 않았다

성공한 사람들의 자서전을 보면 수면 시간을 하루 4~5시간으로 줄여서 최대한 많은 시간을 깨어서 부지런히 공부하고 일한다는 이야기가 자주 나온다. 그래서인지 우리나라 부모들은 자녀들이 어릴 때는 "제발 잠 좀 자라" 하다가 아이가 학교에 들어가면 "그만 좀 자라"로 말이 바뀐다. 많이 자면 마치 낙오자가 될 것처럼 생각하는 대한민국의 분위기 속에서 수면의 중요성은 저평가되어 있다.

우리의 24시간은 낮과 밤의 조화로운 리듬으로 이루어져 있다. 낮에는 몸을 움직이고 머리를 쓰면서 여러 가지 활동을 한다. 밤에는 이 모든 활동을 가능하게 하기 위한 보수, 정비, 재생의 작업들이 바쁘게 돌아간다. 여기에는 성장호르몬이 중요한 역할을 하는데, 마치 백화점의 쇼윈도에 불이 꺼지고 매장이 닫힌 뒤에 직원들이 낮 동안 판매된 내역을 정리하고, 매장을 청소하고, 신제품을 진열하는 등 내일의 고객을 맞이하기 위해 열심히 준비하는 것과 비슷하다.

자동차 타이어가 낡으면 새 타이어로 교체하듯 성장 발육이 멈춘 성인의 몸을 구성하는 세포들도 많이 사용해 낡아지면 새로운 세포로 교체된다. 재생이 필수인 조직 중 가장 눈에 띄는 부위는 바로 피부이다. 밤을 새우고 난 뒤 피부가 푸석푸석해지는 이유가 바로 여기에 있다. 밤새 헌 피부는 버리고 새 피부로 바꾸는 작업이 매일 밤 일어나야 하는데, 잠을 안 잤다는 것은 그 피부 재생 과정을 건너뛴 것이다. 헌 피부를 그대로 갖고 나왔으니 피부가 푸석푸석할 수밖에 없다. 미인은 잠꾸러기라고 하는 말도 과학적으로 일리가 있다. 10분이라도 더 일찍 잠드는 것이 비싼 재생크림을 바르는 것보다 훨씬 중요한 일이다.

재생이 필요한 조직은 피부만이 아니다. 뼈는 5년 주기로 새 조직으로 교체된다. 피의 붉은색을 나타내며 산소를 운반하는 적혈구도 120일이 지나면 노화되어 비장에서 제거되며, 골수에서 새로 만들어진 적혈구로 대체된다. 뇌를 구성하는 신경세포는 우리가 태어날 때 갖고 태어난 것으로 평생을 살아야 한다고 알려져 있었으나 뇌 속에서도 새로운 신경세포가 만들어진다는 사실이 1998년 미국 연구진들에 의해 밝혀진 바 있다. 우리 몸에서 가장 자주 새로운 세포로 교체되는 곳은 장내 상피세포로, 2~4일마다 새로운 세포로 바뀐다.

이 모든 변화가 한정된 공간 안에 같은 형태를 유지하는 범위 내에서 일어나는 일들이므로 겉으로 볼 때는 눈에 띄진 않는다. 그러나 우리 몸의 세포는 성장 발육이 끝난 후에도 각 조직의 재생 주기에 따라 새로운 세포가 반복되어 만들어지고 있으며, 이것이 정상적으로 이루어질 때 건강한 몸이 유지된다.

여기서 중요한 사실은 성장호르몬은 나이가 듦에 따라 감소한다는 것이다. 20대에 성장호르몬의 양을 100%으로 본다면, 40대에는 수치가 절반으로 감소해 성장호르몬이 50%, 60대에는 20대의 4분의 1인 25%만큼 분비된다. 그런데 지나치게 늦게 자거나 수면시간이 충분히 확보되지 못하면 나이 들어 감소된 성장호르몬의 양 조차도 다 활용할 수 없게 된다. 그 결과 몸의 이곳저곳에 필요한 세포 재생이 제대로 이루어지지 않으며, 이는 면역력 저하를 비롯하여 근육량의 손실, 비만, 대사증후군 등 여러 가지 건강상의 문제로 이어지게 된다. 따라서 성장기 어린이는 물론이고 성인들도 밤 시간의 숙면을 확보해야 하는 이유가 바로 여기에 있다.

수면 부족이 당뇨를 부른다?

몇 년 전 지인 중 한명이 갑자기 당뇨 진단을 받았다는 전화를 받았을 때 나는 정말 깜짝 놀랐다. 내가 아는 한 그분의 식습관은 당뇨를 유발할 만큼 나쁘지 않았기 때문이다. 한참 뒤에야 알게 된 사실은 그가 극단적인 수면 부족 상태를 무려 20년 이상이나 유지해왔다는 것이었다. 20대부터 학생들의 성적을 올려주는 유능한 과외교사였는데, 대개 학생들의 스케줄에 맞추다 보니 수업은 늘 자정이 넘어 끝났다. 그래서 학생들을 집에 데려다주고 돌아와 잠자리에 드는 시간이 대개 새벽 3시가 넘은 시간이었고, 아침 7시에는 자녀들의 등교를 챙기기 위해 일어나야 했다. 이 수면 패턴을 20년 이상 유지하면서도 특별히 몸이 크게 아프거나 진단받은 질병도 없었다. 이렇게 해도 젊을 때는 겉으로 문제가 드러나지 않았지만 성장호르몬이 크게 감소하는 40대가 넘어서면서 당뇨병이 온 것이다.

수면 전문가들의 연구 결과에 따르면, 만성적인 수면 부족이 혈당 조절 문제, 식욕의 증가를 일으켜 당뇨 및 비만의 위험성을 높인다고 한다. 펜실베이니아 대학과 시카고 대학의 연구 결과에 의하면, 하루 6시간 이하의 수면시간은 인체의 스트레스 반응을 활성화시키고, 스트레스 호르몬인 코르티솔의 수치를 상승된 상태로 유지시킨다는 것을 보여주었다.

즉 우리의 몸은 잠이 부족하면 그 자체를 스트레스로 인식한다. 그 결과 뇌하수체에서 신호가 내려와 부신에서 코르티솔이 분비된다. 코르티솔은 적절히 필요할 때만 분비된다면 우리 몸을 스트레스 상황에 대응하도록 해주는 꼭 필요한 호르몬이지만, 만성적으로 코르티솔 과잉 상태가 계속되면 몸이 상하기 시작한다. 근육 손실, 뼈 손실 등의 광범위한 조직 파괴가 일어나며, 기억력 저하 및 우울증 발병 위험도 증가한다. 이뿐만 아니라 면역세포가 사멸함에 따라 면역력도 약해진다.

최대한 일찍 자라

그러면 우리는 면역력을 높이기 위해 얼마나 자야 할까? 많은 수면 전문가들은 7~8시간의 수면시간을 확보하라고 입을 모은다. 이상적인 취침시간은 저녁 9~10시에 잠자리에 들어, 10~11시에 잠이 들기 시작하는 것이다. 가능하다면 이 취침시간을 지키도록 노력하는 것이 그 어떤 영양제, 보약보다 나은 건강 비법이다. 잠이 보약이라는 말도 있지 않은가!

그러나 대한민국은 낮이 너무 길다. 해가 진 뒤에도 인공 불빛 아래 낮의 활동을 이어가는 사람들이 많다. 퇴근 시간이 밤 11~12시인 직장인들, 학원 끝나고 집에 오면 12시가 넘는 학생들, 그리고 이들을 기다리느라 깨어 있는 엄마들까지. 그렇다면 이 경우엔 어떻게 해야 할까? 결국 수면의 질을 확보하는 것이 중요하다.

일단 집에 오면 최대한 빨리 잠자리에 눕기를 권한다. 활동 모드에서 휴식 모드로 전환하는 시점을 최대한 앞당겨야 한다. 그리고 중요한 것은 제발 스마트폰을 다른 곳에 두고 침실로 들어가라. 폰을 손 뻗으면 닿는 곳에 둔다면 몸은 누워있으나 뇌는 활동 모드에 머물러 있을 가능성이 매우 높다. 스마트폰을 들고 침대에 누울 때와 그렇지 않을 때 다음 날 아침 컨디션의 차이는 상당히 크다. 같은 시간을 잤다고 해도 블루라이트에 의해 멜라토닌 생성을 방해받은 수면의 질은 떨어질 수밖에 없기 때문이다.

나를 회복시키는 호르몬의 분비량을 갉아먹는 스마트폰으로부터 자유로워진다면 수면시간을 조금이라도 더 확보할 수 있을 것이다. 스마트폰을 매일 밤 100%까지 충전해 아침에 들고 나가듯 자신의 몸도 매일 완충시켜야 하는 것은 당연한 일이 아닌가!

05

어둠 속의 치유자, 멜라토닌 효과를 누려라

2019년 1월 리서치 연구기관 KJT그룹에서 한국을 포함해 미국, 독일, 프랑스, 일본, 인도, 싱가포르 등 12개국을 대상으로 필립스 글로벌 수면 서베이를 진행했다. 설문조사 결과에 따르면 수면이 건강에 미치는 중요성을 인지하는 비율은 전체 응답자 중 77%였는데, 한국은 그중 82%로 꽤 많은 사람들이 수면의 중요성을 알고 있었다. 반면, 한국인 중 자신의 수면에 대해 '아주 만족'이라고 답변한 비율은 4%로 전체 응답자 평균 10%에도 미치지 못하는 최저 수치를 기록했다.

그렇다면 왜 한국 사람들은 수면이 중요하다는 사실을 누구보다도 잘 알면서 수면 만족도는 이처럼 낮을까? 대부분 농경과 목축을 하던 과거와는 달리 환한 인공조명 아래서 시간에 쫓기며 밤낮 없이 일하고 공부하는 현대사회의 라이프 스타일 때문이다. 그래서 절대적인 수면의 양을 확보하기가 어려운 사람들이 많다. 그런데 더 중요한 것은 수면의 양보다 질이다. 수면시간이 한정되어 있다면 그 시간을 얼마나 알차게 활용하는가에 따라 나의 건강이 좌우된다.

멜라토닌의 항암 효과

멜라토닌은 내가 자는 사이에 면역 시스템을 강화하는데, 면역세포의 논산훈련소인 흉선에 신호를 보내어 암을 제거하는 면역세포인 T림프구를 생산하도록 자극한다.

또 멜라토닌은 낮 동안 생긴 활성산소를 밤에 제거해주는 중요한 역할을 담당한다. 우리가 낮에 활동하기 위해 필요한 에너지들은 세포에서 만들어지는데, 그에 따라 세포 활동의 부산물인 활성산소가 필연적으로 만들어질 수밖에 없다. 활성산소는 세포를 공격하는 노화의 주범이며, 세포 안에 있는 DNA까지 직접 공격하여 암을 발생시키기도 하는 유해한 물질이다. 그래서 우리 몸에는 이 활성산소를 제거하는 시스템이 마련되어 있다. 멜라토닌이 바로 이 활성산소를 잡아먹는 천적이다. 멜라토닌이 부족해진다면 활성 세포의 공격으로부터 제대로 방어할 수가 없게 된다. 그 결과 중 하나가 바로 암세포의 발생이다.

미국 하버드 대학 연구팀은 멜라토닌과 유방암의 관련성을 조사하기 위해 간호사를 대상으로 연구를 진행한 결과, 한 달에 세 번 야근하는 생활을 30년 동안 한 간호사는 그렇지 않은 간호사보다 유방암 발생 위험도가 79%나 높았다. 밤에 밝은 빛에 노출되면 멜라토닌의 분비가 억제되어 유방암의 위험도를 높인다는 사실이 증명된 셈이다. 이 연구 결과가 발표된 이후 2007년 세계보건기구 산하 국제암연구소는 멜라토닌을 방해하는 야간 빛을 2A급 발암물질로 지정했다. 밤에 잘 자는 것은 암을 예방하기 위한 중요한 첫걸음이다. 그런데 몸이 안 좋을수록 잠을 잘 이루지 못하는 경우가 많다. 어떻게 하면 질 높은 수면을 확보할 수 있을까?

멜라토닌,
빛에 민감한 호르몬

우리 몸 안에서 생성된 멜라토닌의 반감기는 30~40분 정도로 일정 시간이 지나면 간에서 대사되어 사라진다. 매일 새롭게 만들어지고 소비되는 물질인 것이다. 멜라토닌의 생합성은 세로토닌으로부터 생성된다. 낮에 정서적으로 충만한 생활을 하여 세로토닌이 충분히 만들어지면, 이 세로토닌이 밤에는 멜라토닌으로 바뀌어 수면시간을 통해 몸의 회복을 돕는다. 세로토닌과 멜라토닌은 각자 낮과 밤을 담당하는 쌍둥이와도 같다. 밤에 멜라토닌 효과를 최대치로 끌어올리려면 낮에 행복 호르몬인 세로토닌이 나오는 생활이 뒷받침 되어야 한다. 세로토닌을 얻고 싶다면 자연광인 햇볕을 쬐라. 직장인이라면 점심시간에 야외에서 잠깐이라도 산책을 하는 것이 도움이 된다. 햇볕과 걷기는 두 가지 모두 세로토닌 분비를 증가시키는 효과적인 방법이다. 흐린 날씨에 우울증의 발병률이 더 높으며, 우울증 환자들이 자주 불면증을 동반하는 이유도 바로 이 햇볕과 세로토닌, 멜라토닌의 밀접한 관계에서 비롯된 것이다.

멜라토닌은 빛에 민감하게 반응해 생체 주기를 관장하는 호르몬이다. 아침에 일어나 첫 햇빛이 망막에 닿으면 이 신호는 망막에서 시작되는 신경 회로를 따라 뇌의 시상하부까지 전달된다. 정확히 말하면 뇌 속의 생체 시계라고 불리는 '시신경상핵(suprachiasmatic nucleus)'이라는 지점에 도달한다. 이 지점에서 신호를 받은 시간을 기준으로 15시간 뒤에 멜라토닌이 혈중으로 분비되기 시작하여 점차 호르몬의 양이 증가된다. 만약 6시에 첫 햇빛을 쐬었다면 15시간 뒤인 9시에 멜라토닌이 나오기 시작할 것이다. 이에 따라 체온이 내려가면서고 자연스럽게 졸음이 찾아오고 잠들기 시작한다.

그런데 멜라토닌이 분비되기 시작하는 밤에도 환한 빛 아래 있다면 어떻게 될까? 빛은 시신경상핵에 전기 신호로서 전달된다. 빛이 만드는 전기 신호가 감소됨에 따라 멜라토닌이 만들어지는데, 밤에 빛을 본다면 멜라토닌 합성이 억제될 수밖에 없다.[1] 실제로 멜라토닌은 밤에 촛불 하나 정도의 약한 빛에도 분비량이 감소된다.

해진 뒤 저녁부터 밤 사이에 나오는 인공 빛, 특히 스마트폰, 컴퓨터 모니터에서 나오는 블루라이트를 피하자. 전자기기의 전원을 모두 끈 뒤에도 창밖에서 커튼을 뚫고 들어오는 가로등 빛이 여전히 남아 있다면 암막 커튼을 달아 완벽한 암막 상태를 만들어보길 권한다. 멜라토닌의 효과를 최대치로 누리고 싶다면 말이다.

주부들은 밤에 텔레비전을 켜놓은 채 그 앞에서 아이들을 재우며 늦게 퇴근하는 남편을 기다리는 경우도 종종 있다. 이때 텔레비전에서 나오는 빛은 아이들의 몸에서 나오는 멜라토닌의 분비를 억제한다. 멜라토닌은 천연 진통제의 역할도 있는데, 만약 아이들이 지나치게 자주 성장통을 호소한다면 아이들의 잠자리에 새어 들어오는 빛을 점검해보자. 어둠이 무서워 잠들기 어려운 아이들이 있다면 수면 보조등을 활용할 수 있으나, 아이들이 잠든 뒤에는 반드시 꺼주어야 한다.

정리하자면, 최대한 이상적인 수면에 가깝도록 시간을 확보하는 것이 중요하다. 수면시간을 당신 삶의 우선 순위에서 상위에 놓아라. 만약 그것이 어렵다면 한정된 시간 내에 멜라토닌의 분비량을 최대치로 끌어올리기 위해 노력하라. 방법은 낮엔 밝게, 밤엔 어둡게 지내는 것이다. 음식에 들어 있는 멜라토닌을 충분히 섭취하는 것도 한 방법이다. 브로콜리, 부추, 샐러리, 체리에는 멜라토닌은 물론이고 항산화제인 파이토케미컬까지 들어 있어 취침 전

저녁 시간에 섭취하면 수면과 회복에 도움이 될 것이다.

영양 섭취를 제대로 잘 하고, 운동을 하며 건강을 위해 노력한다고 해도 수면 중 멜라토닌의 효과를 제대로 누리지 못한다면 최적화된 면역 시스템, 즉 파워 면역력을 갖추기란 매우 어렵다. 질 높은 수면은 여러 가지 주요 질병을 예방하는 면역력을 위한 필수 조건임을 기억하길 바란다.

06

노래로 암을 이기다

금슬 좋은 노부부가 살고 있었다. 그러던 어느 날 할아버지가 자녀들의 권유로 건강 검진을 받았다. 그리고 결과를 들으러 병원에 갔는데 폐암 4기라는 진단을 받게 됐다. 암이 많이 진행되어서 수술도 할 수 없는 상태라는 의사의 말에 할아버지는 충격을 받고 힘없이 집으로 돌아왔다. 그 모습을 보며 할아버지의 이야기를 들은 할머니는 다음과 같이 말했다.

“아니, 이보슈, 그깟 암이 뭐라고 그렇게 기운이 다 빠졌슈? 왕년엔 월남 전쟁터에서도 멀쩡히 살아 돌아온 양반이 폐암 하나 못 이겨 내겠수?”

그 말을 들은 할아버지는 스스로 암을 이겨내기로 마음을 먹었다. 할아버지는 암의 치료를 위해 집에 암 치료 장비를 하나 장만했다. 그것은 다름 아닌 '노래방 기계'였다. 할아버지는 평소에 노래 부르는 것을 워낙 좋아했다. 그래서 스트레스 받는 것이 암을 키운다는 말에 힌트를 얻어 노래로 모든 스트레스를 풀어보기로 결심한 것이다.

폐암을 선고받은 할아버지는 시골집에 들여다 놓은 노래방 기계의 반주에 맞추어 매일 신나게 노래를 불렀다. 흥겹고 즐겁게 노래와 함께 하루하루를 보내던 할아버지는 수개월 뒤 자녀들의 성화에 못 이겨 다시 병원을 찾았다. 그리고 폐암이 얼마나 진행되었는지 다시 검사를 했다. 그런데 놀랍게도 CT검사에서 암의 흔적을 찾을 수 없었다.

이 이야기는 실화이다. 어떻게 이것이 가능했을까? 암세포는 '교감신경'이 우세한 환경에서 전이가 더 잘된다.[2] 그래서 암 환자들에게 암세포의 전이, 재발 방지를 위해 교감신경을 낮추는 약을 처방하기도 한다. 교감신경을 낮추는 방법으로 이 할아버지는 '노래를 부르며 즐거운 마음가짐을 유지하기'라는 약을 택한 것이다.

내 생각이 내 몸을 치료한다고?

약의 효과를 증명하기 위한 임상 시험에서는 약을 복용한 사람들과 복용하지 않은 사람들로 나누어

각 그룹의 약 효과를 비교하지 않는다. 진짜 약을 복용시킨 사람들과 가짜 약을 복용시킨 사람들의 효과를 비교한다. 가짜 약은 실험하는 연구진도, 환자도 알아채지 못하도록 진짜약과 똑같아 보이도록 만든다. 예를 들면, 약효가 없고 무해한 흰색 녹말가루를 캡슐에 담는다든지 말이다.

왜냐하면 가짜 약을 먹은 사람들도 증상이 개선되는 효과를 보이기 때문이다. 왜일까? 사람들은 '내가 약을 먹었으니 이제 아픈 것이 사라지겠구나'라는 기대와 믿음을 갖는다. 내가 나을 것이라는 희망적인 생각은 실제로 몸에 변화를 일으킨다. 이러한 가짜 약이 가져오는 치료 효과를 '플라세보 효과(placebo effect)'라고 한다.

미국 하버드 대학의 테드 캡(Ted Kaptchuk) 교수는 플라세보 효과에 대해 집중적으로 연구해온 학자이다. 그는 270명의 환자들을 대상으로 흥미로운 실험 연구를 진행했다.[3] 실험에 참가한 모든 환자들은 각각 팔꿈치, 손목, 어깨의 통증을 호소했다. 참가자의 절반은 진통제를 투약 받았고, 다른 절반은 침을 맞았다. 그 후 진통제를 복용한 사람들 중 일부는 몸이 축 늘어져서 침대에서 나올 수가 없음을 호소했고, 침술치료를 받은 사람들 중 일부는 맞은 자리가 부어오르고 빨갛게 된 부작용을 호소했다.

사실 진통제라고 준 약은 녹말가루가 들어 있는 캡슐, 즉 가짜 약이었다. 그리고 그들이 받은 침술 치료도 가짜였다. 마치 피부를 관통하는 것처럼 보였지만 실제로는 전혀 관통하지 않는 가짜 침을 사용한 속임수였다.

그런데 재미있는 것은 사람들이 호소한 각 그룹의 부작용이 그들이 치료를 받기 전 발생 가능하다고 설명을 들은 부작용의 내용과 정확히 일치했다. 그리고 실험 참가자들은 실제로 통증이 확실히 경감되었으며, 이 플라세보 효과는 가짜 약을 복용한 그룹보다 가짜 침술치료를 받은 그룹에서 더 크게 나타났다.

가짜 치료이지만 이를 통해 갖게 된 기대감 또는 치유에 대한 확신은 진짜이기 때문에 이것은 실제 뇌의 활동, 즉 신경세포를 활성화하거나 억제시키는 신경전달물질의 분비를 초래한다. 이러한 인체 내의 변화는 심지어 명확한 효과를 가진 약을 복용했을 때 몸에서 나타나는 반응 메커니즘과 상당히 비슷하다.[4]

사실 우리가 임상 시험에 참가하지 않는 이상 가짜 약을 먹을 일은 거의 없다. 그러나 우리가 평소에 약을 먹고 나타나는 약효에는 플라세보 효과가 포함되어 있다는 사실을 기억하자. 개인마다 나타나는 약의 효과가 다른 이유 중에 중요한 것은 물론 간에서 약물을 대사하는 속도의 차이이다. 그러나 그 외에도 약의 효과를 얼마나 확신하느냐에 따라서 치료 효과가 증폭되거나 감소될 수 있다.

물론 플라세보 효과가 만병통치약은 아니다. "암 진단을 받았다면 노래방 기계를 들여놓고 매일 노래를 부르세요. 그러면 암이 사라집니다"라고 말하고 싶은 것도 아니다. 다만 나의 병이 나을 것이라는 긍정적인 마음은 실제로 우리 몸의 면역세포를 활성화시킨다. 자신이 좋아하는 일을 하면서 즐거움을 느낄 때 면역세포, 특히 암세포를 잡아먹는 자연살해세포의 활성도가 증가된다. 이것이 바로 월남전 참전 용사 할아버지의 폐암이 노래로 치료된 이유가 아닐까 추측해본다.

암은 특히 면역력이 약해졌을 때 잘 생긴다. 면역력을 약화시키는 원인 중에 큰 비중을 차지하는 것이 바로 스트레스이다. 암을 진단받았을 때, '아, 내 인생 여기서 끝이구나. 곧 죽겠구나' 하는 절망은 곧 스트레스가 되어 암을 더 키울 수 있다. 반대로 '이까짓 암, 내가 이겨내면 그만이지'라고 생각한다면 암세포를 죽이는 면역세포가 더 활성화되어 치료될 가능성이 열리는 것이다.

플라세보 효과를 연구하는 과학자들은 이렇게 말한다.

"가짜 치료가 직접 암세포를 줄어들게 하거나 바이러스를 죽이는 것은 아니다. 그러나 플라세보 효과는 실제로 혈압, 맥박의 변화부터 뇌의 화학작용에 이르는 인체의 생리학적인 반응을 이끌어낸다. 그 결과 통증, 우울감, 불안, 피로, 심지어 몇몇 파킨슨 병의 증상들에까지도 영향을 미친다."

여기서 우리가 얻을 수 있는 교훈은 나의 사고방식과 마음가짐이 나의 건강, 면역 시스템에 미치는 영향력이 의외로 엄청나다는 사실이다. 그리고 파워 면역력을 갖춘 건강한 삶을 영위하기 위해 삶에 대한 긍정적이고 희망적인 태도와 감사하는 마음을 갖는 것이 중요하다는 것을 기억하기 바란다.

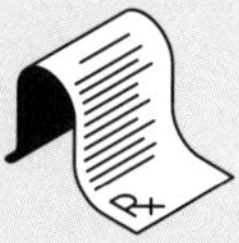

3장

사방에 퍼져 있는 화학물질을 조심하라

01

환경 호르몬과 인공 화학물질에 대처하라

요즘 '제로' 마케팅이 유행하고 있다. 특히 아기용 물티슈나 기저귀, 장난감 등 육아용품 광고 문구를 보면 유해하거나 자극이 되는 성분이 없다는 문구들이 강조되어 있다. 예전에는 좋은 성분이 들어 있음을 홍보했다면, 요즘은 해로운 성분이 없다는 것을 더 열심히 광고한다. 이는 그동안 우리가 모르는 사이 수많은 유해물질, 환경 호르몬, 인공 화학물질에 노출되고 있었다는 반증이 아닐까.

환경 호르몬은 정확히 말하면 내분비 교란 물질(endocrine disrupting chemical)로서 갑상샘, 난소, 고환, 뇌하수체 같이 호르몬을 분비하는 내분비 기관의 작용을 저해하거나 교란시킨다. 이 물질들은 신진대사, 생식기능, 성장을 방해함으로써 건강을 해친다.

특히 유방암이나 전립선암 같은 성호르몬과 관련된 암을 유발하고 당뇨, 비만, 자폐 등과 같은 질환을 발생시키기도 한다. 이러한 연구 보고가 계속됨에 따라 2013년 세계보건기구는 내분비 교란 물질을 '세계적 위협(world threats)'이라고 규정하기도 했다.

비스페놀A,
성조숙증을 일으키다

내분비 교란 물질의 대표적인 예는 '비스페놀A(BPA)'이다. 이것은 여성호르몬인 에스트로겐과 유사한 화학 구조를 갖는다. 따라서 BPA는 인체 내 여성호르몬 수용체와 결합하여 여성호르몬 흉내를 내거나 여성호르몬의 정상적인 작용을 억제하는 등의 교란 작용을 한다. 이로 인해 국내외 여러 연구에서 BPA가 내분비계 교란, 대사장애, 고혈압을 일으키며 면역질환인 아토피, 천식도 유발하는 것으로 알려졌다. BPA는 그 외에도 어린이들의 발달장애, 주의력결핍행동과잉장애(ADHD) 등을 유발하는 원인 물질로도 주목받았다.[1] 최근 어린이들의 사춘기가 앞당겨지고 성조숙증의 발병률이 늘어난 원인으로 유력하게 지목되는 것도 바로 BPA이다.

이처럼 BPA를 비롯한 내분비계 교란 물질의 유해성이 밝혀짐에 따라 세계적으로 이들에 대한 규제가 강화되었다. 다행히 현재는 물병과 식품포장 용기 제조에 BPA가 아닌 인체에 무해한 대체 원료를 이용한 제품들이 생산되기 시작했다.

그럼에도 불구하고 열전사 영수증과 통조림이나 캔음료수의 캔 코팅제의 경우 여전히 BPA가 이용되고 있다. 영수증에 글자가 인쇄된 잉크를 만지면 피부를 통해 비스페놀A가 체내로 유입된다.

환경부 국립환경과학원이 2012년부터 2년간 1,820명의 어린이와 청소년을 대상으로 체내 유해물질 농도를 조사한 결과 만 6~11세의 비스페놀A 농도는 19세 이상 성인의 1.6배에 달했다.

BPA의 대체제로서 비스페놀A와 성질이 거의 동일한 비스페놀S(BPS)와 비스페놀F(BPF)가 사용되고 있다. 그러나 BPF, BPS도 BPA와 유사한 화학구조를 가지기 때문에 마찬가지로 내분비계 교란작용이 확인되었다.

프탈레이트, DDT가 우리 아이를 위협한다

2014년도에 SBS에서 방영된 <독성가족>에서는 사람들의 소변과 혈액 속에 내분비 교란 물질을 검사한 내용이 방영되었다. 10개월의 아기를 키우는 집에서는 프탈레이트라는 독성물질이 검출되었는데 가족 중 아기의 혈액에서 가장 높은 수치가 관찰되었다. 그 원인은 바로 아기가 하루 종일 생활하는 공간에 놓인 '놀이방 매트'였다. 아기를 키우는 집이라면 대부분 가지고 있는 물건인데, 여기에 함유된 프탈레이트가 피부를 통해 아기의 혈액까지 침투한 것이다.

프탈레이트는 딱딱한 플라스틱, PVC를 유연하게 만들기 위해 첨가되는 가소제 성분이다. 놀이방 매트 외에도 완구용품이나 화장품 용기 등을 제조할 때에도 사용된다. 또 PVC 벽지, 바닥재 등에도 널리 사용된다.

프탈레이트는 향수의 향을 오래 가게 하기 위해 첨가되는 물질이다. 그 외 매니큐어, 화장품, 샴푸, 바디샤워젤, 섬유유연제 등 향을 첨가하는 제품에는 프탈레이트가 사용된다. 문제는 이 물질이 사람의 생식기능과 면역 기능을 떨어뜨리고 암 발생률을 높인다는 점이다.

2016년 미국 조지워싱턴대학 보건대학원에서 8,877명의 건강 데이터를 활용한 연구 논문에서는 햄버거 등 패스트푸드를 즐겨 섭취하는 사람일수록 혈액에서 높은 수치의 프탈레이트가 검출되었다. 그 이유를 조사해보니 패스트푸드 포장지의 코팅 성분에 포함된 프탈레이트가 햄버거로 녹아 나왔기 때문이었다.

더 놀라운 것은 15개월 된 아기의 혈액에서 DDT가 검출되었다는 사실이다. DDT는 인체 독성이 알려져서 1970년대에 이미 사용이 금지된 약물이다. 그렇다면 아기의 몸에 남아 있는 DDT는 대체 어디서 왔을까?

DDT는 과거 효과 좋은 제초제로 히트 상품이었다. 그런데 DDT는 태반을 통과해 자궁 속 태아에게까지 전달되는 무시무시한 약물이었다. 그래서 그 시절을 살았던 할머니의 몸속에 처음 들어온 DDT가 엄마에게 전달되었고, 엄마가 임신을 하면서 그 DDT는 이 아기의 몸속까지 들어오게 된 것이다.

우리 아이들은 현대 사회의 편리한 문명을 누리는 대신 자궁 속에서부터 태반을 통해 독성물질을 받은 상태로 태어난다는 사실은 참으로 충격적이며 마주하고 싶지 않은 불편한 진실이다.

그러면 우리는
어떻게 해야 할까?

유해물질이 우리 몸에 침투하는 것을 막으려면 일단 피하는 것이 상책이다. 그리고 효율적으로 배출시킬 수 있는 방법을 찾는 것이 두 번째 할 일이다. 이러한 노력으로 우리의 자손들에게 환경 호르몬이 대물림되는 것을 끊을 수 있다. 물론 국가적 차원에서 이러한 유해물질들을 좀 더 강력하게 규제하는 제도적 차원의 변화가 시급하다. 그러나 이러한 유해물질들로부터 내 건강을 지키기 위해 당장 실천할 수 있는 방법들도 분명히 있다.

SBS 〈독성가족〉에 출연한 한 여성은 불임으로 마음고생이 심했다. 검사 결과 비스페놀의 수치가 상당히 높았다. 생활 습관을 점검하여 매일 마시던 캔 음료를 끊은 뒤 다시 검사해보니 비스페놀A가 검출되지 않았다. 그녀의 비스페놀 노출 경로는 다름 아닌 매일 마시던 음료수 캔의 코팅제였다. 다행스러운 점은 비스페놀은 체내에 들어왔더라도 반감기가 비교적 짧아 배출이 잘 된다는 점이다. 그래서 생활 습관을 바꾸면 금방 비스페놀의 영향력에서 벗어날 수 있다. 이 여성은 캔 음료를 완전히 끊은 뒤 마침내 임신에 성공했다.

출연자 중 또 다른 여성은 생리통 증상이 매우 심했는데, 혈액검사에서 프탈레이트의 수치가 매우 높게 나타났다. 그런데 자세한 검사 분석 결과 매니큐어를 바른 날 프탈레이트 수치가 가장 높았고, 시간이 지남에 따라 그 수치가 점차 감소하는 것을 발견했다. 이 여성은 매니큐어 바르는 것을 중단했다. 그리고 생리통이 사라졌다.

최근 네일케어가 유행을 하면서 자신을 더 아름답게 보이기 위해 또는 기분전환도 할 겸 손톱에 뭔가를 바르고 붙이고 다니는 여성들이 많아졌다. 그러나 손톱을 통해 들어오는 유해물질에도 우리는 경각심을 가져야한다. 특히 앞으로 임신, 출산을 할 예정인 10~30대의 여성인 경우는 매니큐어뿐 아니라 화장품, 향수 등 매일 사용하는 제품들에 대하여 내분비계 교란 물질이 포함된 것은 아닌지 더 각별히 체크할 필요가 있다.

2017년에는 생리대 부작용 사례가 점점 늘어나면서 사회적 이슈로 대두되었다. 그 후 국내 생리대 인기 브랜드 10종을 검사한 결과 모두 발암물질이 검출되었다. 그 중 한 유명 대기업에서 만든 생리대에는 20여종의 발암물질이 들어 있다는 사실이 밝혀지면서

비스페놀을 피하기 위한 실천

- 영수증은 증빙이 필요한 경우가 아니라면 아예 받지 말자. 영수증을 받을 필요가 있다면 인쇄된 글씨 부분은 절대 맨손으로 만지지 않도록 주의한다.
- 직업상 영수증을 계속 손으로 다루어야 하는 경우라면 손끝에만 끼우는 손가락 골무를 활용하는 방법도 있다.
- 캔 음료, 통조림 가공식품류를 피한다.
- 일회용기 사용을 줄인다.
- 식품 보관 용기로 플라스틱 대신 유리를 사용한다.

프탈레이트를 피하기 위한 실천

- 화장품, 향수, 샴푸, 린스 등 제품을 선택할 때 무향을 고른다.
- 프탈레이트가 함유되지 않은 매니큐어를 사용한다.
- 놀이방 매트, 전기장판 위에는 면 카펫을 깔고 앉는다.
- 일회용 생리대 대신 생리컵과 천생리대를 사용한다.

전량 환불 사태가 벌어졌다.

이미 인공 화학 물질에 민감한 소비자들은 '친환경', '유기농'이라는 문구에 반응해 가격이 높아도 이러한 제품들을 구매한다. 그러나 최근 캐나다 친환경 천연 브랜드로 엄마들 사이에서 독보적인 인기를 누렸던 유아용품 브랜드 젖병세정제에서 가습기 살균제 성분이 포함된 것이 밝혀져 많은 소비자들을 충격에 빠뜨렸다.

우선 기업에서 만든 광고 문구에 있는 '유기농', '천연', '친환경'이라는 문구를 있는 그대로 믿으면 안 된다. 공장에서 만들어진 제품은 일단 의심을 해야 한다. 나는 개인적으로 일회용 생리대를 거의 사용하지 않는다. 대신 의료용 실리콘 재질로 만든 생리컵과 천 생리대를 사용하고 있다. 약간의 불편함을 감수하기만 한다면 최소한 생리대를 통해 몸속에 들어오는 유해물질을 원천 차단할 수 있다. 그리고 이것은 환경을 위해서도 좋은 일이다.

체내에 들어온 환경 호르몬, 인공 화학물질은 대부분 대변으로 배설된다. 따라서 이러한 유해물질을 더 잘 배출시키려면, 유해물질들을 흡착하여 대변과 함께 몸 밖으로 끌고 나가는 식이섬유를 충분히 섭취할 필요가 있다.

그중 유해물질 제거 능력이 가장 탁월한 식품이 바로 '현미'이다. 현미에 함유된 '피트산(phytic acid)'은 중금속을 비롯하여 농약 성분을 체외로 배출시키는 능력이 탁월하다. 1912년 일본 도야마현에서는 마을 주변의 광산에서 흘러나온 카드뮴이 강으로 흘러들어가 수백 명의 마을 사람들에게 카드뮴 중독을 일으킨 사건이 있었다. 이 때 원인을 몰랐던 사람들은 그 질환의 이름을 '이타이이타이병'(이타이는 일본말로 아프다는 뜻)이라고 붙였다. 이타이이타이병은 장기적으로 대량의 카드뮴이 사람의 뼈에 축적되어 극심한 통증을 비롯하여 골연화증을 유발하여 뼈가 굽고 쉽게 골절되는 증상으로 나타난다. 그러나 당시 현미를 꾸준히 섭취했던 사람들은 현미의 중금속 배출 능력 덕분에 카드뮴이 몸에 쌓이지 않아 건강을 지킬 수 있었다.

지금까지는 잘 몰랐다 하더라도, 이제 무엇이 왜 안 좋은지 알았으니 이제부터 할 일은 공장에서 만들어진 물건들에 대해 좀 더 깐깐한 시각을 갖는 것이다. 물론 맹목적인 자연주의, 천연주의는 경계해야 한다. 그러나 나와 가족, 그리고 후대의 자손들의 건강을 지키기 위해 근거 있는 깐깐함은 필요하다. 왜냐하면 우리가 살고 있는 이 시대는 이름도 알기 어려운 갖가지 유해물질들이 넘쳐나기 때문이다.

물론 이것은 너무나도 불편한 진실이다. 그리고 당장은 편리하니까 '에라 모르겠다!' 하고 눈 딱 감고 편하게 지내고 싶을 수도 있다. 그러나 가습기 살균제 사건을 떠올려보자. 대기업도, 정부도 그 아이들과 임산부들을 지켜주지 못했다. 소비자인 우리들이 똑똑하고 까다로워져야 한다. 그래야 정부도 기업도 그런 소비자들의 수준에 맞추어 유해물질 사용을 제대로 규제하고 줄여나갈 것이다.

02

해독에 필요한 영양소가 있다

한때 '해독'이라는 단어가 대중의 주목을 받았다. 그중 '해독 주스'는 여전히 건강 관리에 관심이 많은 사람들에게 인기를 누리는 키워드이다.

나는 서재걸 박사님의 병원에서 근무할 때 처음 '해독 주스'를 알게 되었다. 약이 아닌 채소와 과일로 환자들의 피로가 개선되고, 혈액 검사 결과에서 중성지방을 비롯한 여러 부분의 수치가 좋아진 것을 직접 눈으로 확인했다.

해독 주스의 재료는 양배추, 토마토, 당근 등 우리 주위에서 흔히 볼 수 있는 것들이다. 쉽게 구매할 수 있는 채소들일 뿐인데, 해독 주스에는 독을 없애는 특별한 성분이 있는 걸까?

해답은 영양에 있다. 우리 몸에서 항상 진행되고 있는 '해독작용'은 복잡한 생화학적 과정을 통해 이루어지는데, 여기에는 여러 가지 비타민과 미네랄 영양성분이 필요하다. 해독 주스를 꾸준히 마시면 해독에 필요한 비타민과 미네랄을 충분히 섭취할 수 있다. 그리고 이 비타민과 미네랄은 해독만 돕는 것이 아니라 각자 멀티플레이어로서 에너지 대사, 조직 재생, 면역 기능 등 여러 가지로 사용되기 때문에 해독 주스를 마시면 몸이 좋아질 수밖에 없는 것이다.

해독은 일상이다

해독이라고 하면 대부분 대체의학을 떠올린다. 하지만 해독은 그렇게 두리뭉실한 이야기가 아니다. 진짜 해독은 특별한 이벤트가 아니라 내 몸의 모든 세포에서, 특히 간에서 매일 쉬지 않고 일어나고 있는 생화학적 과정이다. 정확히 말하자면 해독은 나의 일상이며, 해독에 필요한 영양을 채우고, 해독을 방해하는 요소를 제거하는 것이 면역력을 높이는 지름길이다.

우리의 몸에는 매일 새로운 음식이 들어온다. 그리고 이 음식에서 생존에 필요한 에너지와 영양소를 공급받은 뒤 불필요한 것을 배출하는 과정이 매일 반복된다. 이 과정을 '대사'라고 말하는데, 이 대사 과정에서는 불가피하게 몸에 해로운 물질들도 만들어진다. 또한 입뿐만 아니라 호흡이나 피부를 통해서도 건강에 유해한 물질들이 체내로 유입된다.

이러한 유해물질들을 걸러내고 분해하거나 독성을 약화시켜 몸 밖으로 배출하는 시스템, 즉 해독 시스템도 우리 몸에 마련되어 있다. 해독을 담당하는 대표 주자는 '간'이다. 머리가 아파서 무심코 먹은 두통약 한 알도 간에서 제대로 처리해주지 않으면 우리 몸에 독성 물질로 작용한다.

간의 해독작용은 크게 2단계로 나누어지는데 해독 1단계에서는 사이토크롬 P450, 알코올 탈수소효소, 담배의 니코틴을 분해하는 FMO(flavin monooxygenase) 등의 효소들에 의한 생화학 반응이 이루어진다. 이 해독 1단계를 위해 비타민B군, 엽산, 글루타치온, 밀크시슬 등의 항산화제, 카로티노이드, 비타민C, 비타민E, 아연과 같은 영양소가 반드시 필요하다. 해독 2단계에서는 1단계를 통해 생성된 중간 대사물에 '황(sulfur)'성분을 붙이기 때문에 황을 포함한 아미노산인 메티오닌, 시스테인이 꼭 필요한 중요 영양소이다. 또 2단계에 중요한 영양성분은 셀레늄, 마그네슘, 비타민B12(코발아민)가 있다.

해독에 필요한 영양 섭취 제안

녹차의 탄닌, 메밀에 풍부한 루틴, 양파에 들어 있는 퀘르세틴은 간의 1차 해독 효소인 사이토크롬

P의 활성을 증가시키며[2] 2차 해독을 담당하는 주요 효소들(GST, UGT)의 활성도 함께 높인다.

비타민C는 간 해독에 꼭 필요한 대표 항산화제일 뿐만 아니라 중금속인 납과 카드뮴의 독성을 막아주며 몸 밖으로 배출을 촉진한다. 비타민C는 가장 잘 알려진 비타민으로 레몬, 딸기, 키위 등 신맛이 나는 과일과 고추, 파프리카 등에 많이 들어 있다. 나는 종종 피곤할 때 불투명한 텀블러에 비타민C 가루를 물에 타서 넣어 가지고 다니면서 마신다(비타민C는 햇빛에 노출되면 산화되어 버린다).

해독 2단계에 중요한 '황'은 배추, 양배추, 브로콜리와 같은 십자화과 채소에 풍부하게 들어 있다. 그리고 양배추, 브로콜리에는 해독 1단계에 필요한 비타민C도 풍부하게 들어 있다. 양배추와 브로콜리가 해독 주스의 주 재료로 선정된 이유가 바로 여기에 있다.

해독 1단계에 필요한 카로티노이드는 식물에서 합성되는 천연 색소로서 당근, 고구마, 토마토, 호박, 시금치, 케일 등을 통해 섭취할 수 있다. 특히 토마토의 리코펜은 전립선암과 동맥경화를 비롯한 심혈관 질환 예방에도 효과가 있다. 그리고 바나나에는 해독 2단계에 중요한 마그네슘이 풍부하다. 그래서 바나나, 당근과 토마토가 모두 해독 주스 레시피에 포함되었다.

셀레늄이 많이 함유된 식품을 꼽으라면 브라질너트가 압도적인 1위이며, 단위 그램당 아연 함유량으로는 굴을 따라갈 식품이 없다. 굴에는 비타민B3 니아신도 들어 있으며 단백질도 풍부하여 해독을 위한 최고의 영양식품으로 손꼽을 수 있다. 또 비타민B군 중

티아민은 현미와 같은 곡식 껍질에 많이 들어 있으며, 리보플라빈은 토마토에, 엽산은 푸른잎 채소 및 키위와 같은 과일에 풍부하다.

간의 해독작용에는 이처럼 여러 가지 영양소가 필요한데, 사실 따지고 보면 우리가 평소에 신선한 채소와 과일의 여러 가지 종류를 골고루 먹으면 자연스럽게 섭취할 수 있는 것들이 대부분이다. 그렇지만 혹시 흰밥과 고기, 익힌 채소 반찬만 먹는 식습관을 가졌다면 반드시 식탁 위에 현미와 생채소를 2~3가지 이상을 함께 올려서 먹기를 제안한다.

03

담즙 배설이 중요하다

담즙은 어디에서 만들어질까? 대부분 쓸개라고 생각하기 쉽지만, 정확히는 간세포에서 만들어진다. 이렇게 간에서 생성된 담즙은 주머니 형태의 담낭(쓸개)에 저장되어 있다가 우리가 지방이 함유된 음식을 먹을 때 호르몬에 의해 십이지장으로 분비된다.

분비된 담즙은 이곳에서 여러 가지 역할을 담당한다. 담즙은 음식으로 섭취한 지방 및 지용성 비타민의 흡수를 돕는다. 또 병원균에 대한 방어 기능으로써 살균작용을 담당한다. 위에서 분비되는 위산은 강한 산성으로 첫 번째 살균을 담당하며, 이어서 담즙은 강한 알칼리성으로서 두 번째 살균을 한다. 또한 장의 면역 시스템을 자극하고 장벽을 보호해주며, 면역 글로블린A(IgA)과 염증성 사이토카인을 배출함으로써 장내 감염으로부터 몸을 보호해주기도 한다.[3] 이번 장에서는 담즙의 여러 가지 역할 중에 '해독'과 관련된 내용들을 살펴보고자 한다.

담즙 배설의 중요성

담즙 배설은 우리 몸에 들어온 해로운 환경 독성물질, 제노바이오틱스, 중금속 등 여러 지용성 독성물질들을 체외로 내보낼 수 있는 중요한 배출 과정이다. 그 외에도 몸에 콜레스테롤 및 여러 가지 호르몬들도 우리 몸에서 일을 마치고 분해되어 몸 밖으로 나갈 때는 담즙과 함께 체외로 배설되어 나간다.[4] 즉 담즙은 해독을 위해 필수적인 성분이다.

따라서 담즙 생성이 부족하거나, 생성된 담즙이 장내로 흘러내려오지 못하는 경우 우리 몸의 해독 작용 또한 제대로 이루어지지 못한다. 또 담즙의 부족은 장에서 변이 머무는 시간을 길게 만들어 변비를 유발한다. 최근 연구에 따르면, 과민 대장 증후군 환자들이 호소하는 변비의 원인으로 담즙 부족이 주목을 받고 있다.

'구리'는 담즙을 통해 배설되는 미네랄이다. 그런데 담즙 배설 경로에 문제가 생기면 구리가 체외로 배설될 기회가 줄어들어 체내 구리 농도가 증가한다. 그 결과 구리와 경쟁 관계에 있는 아연의 흡수가 감소되면서 아연이 담당하는 구역에도 적신호가 켜진다. 앞서 설명했듯이 어린이 성장 발달, 생식기능, 면역 시스템에 모두 장애가 발생하게 된다.

담즙 배설이 막히는 경우

간기능이 저하된 경우 담즙 생성이 제대로 이루어지지 않아 담즙 배설에 문제가 생길 수 있다. 또 간 질환 중 간내 담즙 통로가 막히는 경우에도 담즙 정체가 나타난다. A형 간염에서 흔히 나타나는 황달도 담즙 정체로 인한 증상이다. 담즙을 통해 배출되어야 할 빌리루빈이 체내 조직에 축적되어 나타나는 현상이다. 또 담즙의 유출로가 막히면 그로 인해 간세포가 경화되는 '담즙성 간경변증'까지 생길 수 있다. 담즙 배출이 원활하게 이루어지지 않으면 역으로 간세포까지 손상된다. 이와 같이 간이 안 좋으면 간의 해독작용이 잘 안 될뿐더러 독성 물질의 배출 통로까지 막히는 셈이다.

간에 문제가 없더라도 담즙이 분비되는 마지막 출구에 문제가 생겨도 담즙 배출로가 막히게 된다. 간에서 만들어진 담즙은 쓸개라고 하는 주머니에 모여서 농축된다. 쓸개에서 소장으로 담즙이 내려오는 관의 입구는 단단한 근육으로 둘러싸여 있다. 이 부위의 해부학적 명칭은 '담췌관 팽대부 괄약근(ampula of vata, or sphincter of ampula)'이며 여기에서 담즙 및 췌장액이 십이지장으로 들어오는 양을 조절한다. 이처럼 우리 몸에서는 담즙이 아무 때나 새어나오지 못하도록 꽉 막아놓았다가 필요할 때만 열린다. 그때가 언제냐면 우리가 밥을 먹을 때이다. 지방 성분을 포함한 음식이 장으로 들어올 때 호르몬의 작용으로 담낭이 수축하면서 출구가 열려 담즙이 주머니 밖으로 분비된다.

그런데 담췌관 팽대부 괄약근이 필요할 때 제대로 출입구를 열어 주지 않는다면 담즙 배설이 원활하게 이루어질 수가 없다. 또 십이지장에 염증이 생긴 경우에도 이 괄약근의 기능에 악영향을 주어 마찬가지로 담즙 배설을 방해할 수 있다. 이러한 상태를 '담즙 결핍 증후군(bile salt deficiency syndrome)'이라고 한다.

밤낮의 주기에 따라 담즙이 만들어지고 배출된다

인체의 담즙산(담즙의 주요 성분) 생성은 하루 중에 낮 시간에 주로 생성되는 뚜렷한 패턴 주기를 보여준다. 가장 활발히 생성되는 피크 타임은 오후 1시와 밤 9시고, 자정에는 확실히 감소된다.[5] 주목할 것은 최근 연구에 따르면 낮과 밤의 일주기 리듬이 담즙산의 생성과 대사를 조절한다는 사실이 밝혀지고 있다.[6]

일주기 리듬이 방해를 받는 경우, 즉 밤낮이 뒤바뀐 생활을 지속하거나 만성적인 수면 장애, 수면부족이 지속되면 일차적으로 뇌하수체의 생체 시계에 영향을 미친다. 그리고 이것은 심장, 간, 소화관 등 말초 조직의 생체 시계에도 나쁜 영향을 주어 결국 심혈관계 질환,[7] 소화기계 질환,[8] 대사증후군[9]의 발생을 유발한다.

이러한 맥락에서 일주기 리듬의 장애는 담즙 생성을 저해하며 담즙 배출의 정체를 일으켜 간질환을 유발한다. 또 장내 세균총을 변화시킨다.[10] 그 결과 지방간, 당뇨, 염증성 장질환과 같은 질병의 원인을 제공하기도 한다.[11]

결론은 해가 뜰 때 일어나고, 해가 지고 나서 제때 잠들고, 또 충분히 잘 자는 규칙적인 생활 리듬이 이처럼 담즙의 생성과 배설에 지대한 영향을 끼친다는 사실이다. 내 몸속에 들어온 온갖 환경 호르몬, 제노바이오틱스들을 원활하게 배출하고 싶다면 우선 일찍 자고 일찍 일어나는 습관부터 점검하는 것이 필요하다.

담즙의 장관순환과 장내 세균총

간에서는 하루에 500mg의 담즙을 만든다. 그러면 이렇게 만들어진 담즙이 매일 그대로 몸 밖으로 배출되는가? 아니다. 정상적으로 만들어진 담즙의 95%는 소장의 마지막 부분인 회장(ileum)과 대장에서 재흡수되어 혈류를 타고 다시 간으로 돌아온다. 나머지 5%가 대부분의 대변과 일부 소변으로 배설된다. 이것을 담즙의 장관순환이라고 한다.

그런데 여기서 장내 세균총의 상태가 좋지 못한 경우, 즉 유해균이 많으면 이들이 분비하는 효소에 의해 대소변으로 배설되어야 할 담즙까지 재흡수를 해버리게 된다. 집에서 나온 쓰레기들을 봉지에 담아 밖으로 나와 버리려고 하는데, 이 과정이 방해를 받아 결국 배설해야 할 제노바이오틱스나 에스트로겐을 포함한 독성물질들이 몸 밖으로 나갈 수 없게 된다. 이때 '칼슘-D-글루카레이트'라는 영양소를 섭취하게 되면 유해균의 효소를 억제함으로써 막혔던 담즙 배출로가 열리도록 돕는다. 이와 같이 장내 세균총을 건강하게 유지하는 것은 간에서 해독을 마친 독성물질들이 담즙을 타고 원활하게 배설되는데 중요한 요건이라고 이해할 수 있다.

담즙 배설을 원활하게 하는 방법

독성물질 배출을 위해 중요한 담즙 배설을 위한 방법들을 정리해보자. 앞서 언급한 바와 같이 우선 일찍 자고 일찍 일어나는 건강한 생체 리듬을 타는 것이 담즙 생성과 대사에 중요하다. 낮에 자고 밤에 깨어 있는 야행성 습관이 간에 좋지 않다고 하는 속설이 있는데 그 과학적 근거가 바로 여기에 있다.

장내 세균총을 건강하게 유지하는 것도 담즙이 제대로 기능을 발휘하는데 중요하다. 장내 세균총은 장내로 분비된 담즙의 양 중에 얼마만큼 재흡수할지, 얼마를 대변을 통해 몸 밖으로 내보낼지를 조절한다. 소중한 담즙산을 낭비없이 재활용하기 위해, 또 적절한 양의 담즙산을 독성물질과 함께 체외로 배출하기 위해서도 장내 세균 생태계의 건강한 균형의 필요하다.

담즙 생성을 도와 해독에 도움이 되는 식품에는 우선 향신료와 양념으로 사용되는 강한 맛의 뿌리채소 종류가 이에 해당된다. 대표적인 것이 마늘, 양파, 비트, 생강, 강황, 울금이다. 그 외에도 민들레차, 밀크시슬, 아요완(아유르베다에서 사용되는 기본 향신료), 호황련도 담즙의 배설을 도와주는 식품으로 알려져 있다.

타우린은 담즙 생성에 꼭 필요한 아미노산 성분으로서 채소, 과일에는 거의 들어 있지 않고 해산물에 풍부하다. 오징어, 문어, 낙지와 같은 연체동물, 조개, 소라 등 패류, 새우, 게 등 갑각류를 통해 타우린을 섭취할 수 있다. 타우린은 유명 자양강장제에 들어 있는 것으로 사람들에게 많이 알려졌는데, 당분이 많이 들어 있기 때문에 타우린 함유 식품으로 섭취할 것을 추천한다.

산업화 이후의 시대를 살아가는 우리는 환경의 공해물질로부터 자유로울 수 없다. 따라서 이러한 물질들로부터 내 몸을 지키기 위해서는 내 몸의 '해독' 기능에 주목할 필요가 있다. 그 중에서도 담즙 배설은 환경 호르몬, 중금속 등의 독성물질을 몸 밖으로 배출하는 중요한 통로이다. 이를 위해 생활 습관 및 식습관을 점검하고 개선하는 것이 또한 면역력을 튼튼하게 유지하기 위한 좋은 실천이 될 것이다.

04

세포에게 꼭 필요한 휴식시간, 단식

단식이라는 말에는 부정적인 느낌이 있다. 사람들은 지금도 정치적으로 자기주장을 관철시키기 위해 '단식 투쟁'을 종종 사용한다. 드라마나 영화에서 보면 옛날 할머니들은 너무 속상할 때 곡기를 끊는 것으로 자신의 속상함을 표현하기도 했다. 이것을 지켜보는 사람들은 '몸이 상할 텐데' 하고 걱정하거나 혹은 '저렇게 몸을 희생시키면서 의지를 표현하는구나'라고 생각한다. 이처럼 단식은 몸이 상하는 일이라고 생각하는 것이 일반적인 상식이다.

그러나 단식을 적절히 이용하면 오히려 건강상 얻을 수 있는 이득이 무궁무진하다. 꼭 며칠씩 단식을 하지 않더라도 일상생활에서 적절히 공복시간을 확보하는 것은 가장 효과적인 안티에이징 방법 중 하나이다.

내가 경험한 단식의 최장 기간은 9박 10일이었다. 단식의 효과를 대해 경험해 보고 싶어서 도전한 일이었는데, 실제로 피부도 맑아지고, 체중도 건강하게 8kg 정도 감량했다. 가장 큰 이득은 식성이 건강식을 좋아하는 입맛으로 자연스럽게 변했다.

10년 전만 해도 단식을 통한 질병 치료란 대체의학에서나 하는 이야기였지 국내 의사들은 별로 관심이 없는 분야였다. 그러나 이제는 단식에 대한 의학 연구들도 활발히 이루어져서 간헐적 단식이 건강 관리의 한 방법으로 재조명을 받는 시대가 되었다.

꼬르륵!
세포가 재생을 시작합니다

앞서 여러 번 언급되었듯 성장호르몬은 세포의 손상된 부분을 복구하고, 재생하는 데 중요한 역할을 담당한다. 이 성장호르몬은 잘 때만 나오는 것이 아니라 우리가 배가 고플 때도 분비가 활발해진다. 신체가 성장하거나 재생되려면 잘 먹어서 영양소를 공급해야 한다는 것은 우리 모두 잘 알지만, 이를 위해 공복이 필요하다는 것을 아는 사람은 별로 없다. 음식의 섭취로 포만감을 느꼈다면 그다음엔 공복감도 느껴야 한다. 성장과 재생이 잘 이루어지려면 포만과 공복의 균형이 중요하다.

우리 몸의 세포들은 얼마나 부지런한지 쉬지 않고 일을 한다. 일단 우리가 식사를 할 때는 영양소들을 소화시키고 몸의 각 세포로 보내 저장 또는 사용하기 위해 일을 한다. 그리고 공복 시에는 아까 들어왔던 영양성분들을 이용하여 손상된 조직을 수복하고, 낡은 세포는 없애고, 새로운 세포로 교체하는 일을 한다.

그런데 식사가 끝난 후 디저트를 먹고, 이어서 다른 간식을 먹고, 음료수를 마시고, 이런 식으로 식사와 식사 사이에 배고픔을 느끼지 않는다면 성장호르몬이 분비될 틈이 없어진다. 높은 혈당 상태가 지속되면 인슐린이 분비되는데, 인슐린의 농도가 올라가면 성장호르몬의 분비는 억제된다. 들어온 영양분들을 처리하느라 세포들이 '재생'이라는 업무는 계속 뒤로 미루는 것이다.

그 결과 오래된 세포들이 새로운 세포들로 교체되는 작업에 기나긴 버퍼링 타임이 생겨버린다. 세포들이 은퇴할 시점이 지났는데 그 자리를 대체해줄 새로운 세포가 생기지 않아 힘들게 계속 일하고 있는 셈이다. 그러니 기능을 제대로 하지 못하는 것이 당연하다. 몸이 피곤하고, 피부가 푸석푸석할 수밖에 없다.

단식이 몸을 새롭게 해주는 이유

우리가 그동안 알게 모르게 노출되었던 갖가지 환경 호르몬, 공해물질 중에 배출되지 못한 독성물질들은 대부분 지방 세포에 축적되어 있다. 그런데 단식을 함으로써 외부로부터의 영양 공급이 중단되면 몸에서는 결국 지방을 에너지원으로 사용하기 시작한다. 그렇게 지방이 분해되기 시작하면 그 안에 숨어 있던 독성물질들이 혈중으로 유리되어 나와 몸 밖으로 빠져나갈 길을 찾게 된다.

간 해독은 총 2단계에 걸쳐서 이루어지는데, 단식을 하면 해독 단계 중 첫 번째 단계가 가속화된다. 단식이 강력한 해독효과를 가지는 의학적 이유가 바로 여기에 있다. 그리고 단식 중에 찾아오는 두통이나 통증 등의 현상도 간 해독과 관련하여 설명할 수 있다.

간 해독의 1단계가 끝나면 중간대사산물이 생기는데, 종종 중간대사산물은 해독 전보다도 훨씬 더 강한 독성을 가지기도 한다. 그래서 경우에 따라서는 단식의 준비 기간인 소식 단계 없이 바로 단식을 하게 되면 해독 1단계의 속도가 빨라짐에 따라 강한 독성을 가진 중간대사산물이 다량 축적되어 불편하거나 힘든 증상을 경험할 수 있다. 이 때문에 간에 질환이 있어 해독 2단계가 원활하지 않거나 흡연자와 같이 몸에 축적된 독성물질이 많은 사람들의 경우에 단식을 하고 싶다면 반드시 의료진의 감독 하에 단식을 하거나 16시간 정도의 짧은 간헐적 단식 먼저 시도해보길 권한다.

최근 많은 연구 논문에서는 간헐적 단식이 노화의 속도를 늦추고, 수명을 연장시키는 효과가 있음을 입증했다. 세포 내 소기관인 미토콘드리아는 노화에 따라 또는 섬유질이 부족한 서구식 식습관에 의해서도 기능이 떨어지는데, 간헐적 단식을 주기적으로 하게 되면 미토콘드리아의 가소성(plasticity)을 향상시켜 젊게 유지시킬 수 있다는 것이다.[12] 그 결과 노화 방지 및 노화에 따른 여러 가지 성인병도 예방함으로써 건강을 유지할 수 있다는 것이다.[13] 나도 하루 24시간 중 16시간의 공복시간을 확보하는 간헐적 단식을 실천해 체중을 건강하게 줄이는데 성공했다.

세포에게도 휴가를 주자

수명연구의 세계적 권위자인 서던캘리포니아대학교 생화학 교수인 발터 롱고(Valtor Longo)박사는 "24시간 단식하고 나면 모든 것이 급격히 변한다. 아무리 효과가 강력한 약물들을 한꺼번에 다량으로 복용한다 해도 결코 단식의 효과에는 미칠 수 없다"라고 말했다.

사람이 일만 하면서 살 수 없듯, 세포에게도 휴식이 필요하다. 사실 세포들은 부지런하게도 휴식시간에 더 중요한 일들을 해낸다. 사람들이 갖는 일상 속 짧은 휴식과 일주일 이상의 긴 휴가도 그냥 흘려보내는 소모적인 시간이 아닌 재충전인 것처럼 우리 몸의 세포에게도 일상 속 최소 12시간 이상의 공복은 놓쳐서는 안 될 필요한 휴식이다. 사실 12시간 공복시간 중 7~8시간은 수면시간이기 때문에 저녁식사 이후 잠들기 전까지만 공복을 유지한다면 충분히 달성할 수 있는 시간이다.

예를 들어 오후 7시에 저녁식사를 한다고 해도 저녁 8시부터 아침 8시까지만 금식을 하면 되는 것이다. 야식을 그다지 즐기지 않는 사람들의 대부분은 이미 12시간 단식을 늘 실천하고 있을 것이다. 실제로 14시간 단식도 별로 어렵지 않다. 여기서 기억할 것은 밤에 뭔가를 먹는 것은 그 음식의 종류와 상관없이 세포의 노화를 가속화시키고 질병을 부르는 행위라는 것이다.

여기서 더 나아가 건강과 안티에이징에 조금 더 욕심을 내고 싶은 분들이라면 연중행사로 3~5일의 단식을 해보는 것을 제안한다. 이는 강력한 해독효과와 더불어 세포를 젊게 유지함으로서 탄탄한 면역력을 가질 수 있는 꽤 괜찮은 실천 방법이다.

특히 파워 면역력을 갖고 싶어도 '단짠'맛에 길들여진 식습관 때문에 이 책에서 제시한 건강식으로 발을 내딛기 주저하게 된다면, 우선 3~5일의 짧은 단식을 해보는 것도 좋은 시작이다.

단식 후에는 그동안 둔해졌던 혀의 미각이 되살아나 설탕, 감미료가 아닌 야채, 과일에서 나오는 은은한 단맛도 진하게 느껴진다. 그래서 나도 모르게 조미료와 설탕을 넣지 않은 건강한 음식을 좋아하게 된다. 그래서 단식은 건강한 방향으로 새로운 식습관을 시작하기에 좋다. 이와 더불어 맑아진 피부결과 아침에 일어날 때의 상쾌한 기분 등 단식이 주는 해독 효과도 함께 누리게 해준다.

05

림프 순환으로 해독시켜라

사람들은 머리가 아프거나 피곤하거나 다리에 쥐가 나는 증상에 대해서도 막연히 "혈액순환이 안 되서 그런가 봐"라고 쉽게 말한다. 그런데 "나 요즘 림프 순환이 잘 안 되는 것 같아"라고 말하는 경우는 거의 없다. 그만큼 '림프 순환'의 중요성은 아직 사람들에게 잘 알려져 있지 않다.

우리는 종종 피곤할 때 목 주위로 동그란 구슬 같은 것이 만져져서 병원에 가보면 "임파선이 부었습니다"라는 말을 듣기도 한다. 임파선(淋巴腺)이란 림프절을 한자어로 표기하면서 만들어진 말로 같은 말이다. 그러면 림프절은 무엇이고 림프 순환과 어떤 연관성이 있는 걸까? 그리고 몸이 안 좋을 때 왜 림프절이 만져지는 것일까?

노폐물 처리 담당자
림프순환계

사람이 살지 않던 곳에 새집을 지을 때 꼭 설치해야 하는 것이 상하수도 시스템이다. 이와 마찬가지로 우리 몸을 구성하는 세포들에게도 상수도와 하수도가 필요하다. 온몸 구석구석 혈액을 공급하는 혈액 순환계(vascular system)를 상수도라고 한다면, 림프 순환계(lymphatic system)는 하수도이다. 림프 순환계는 한마디로 우리 몸의 노폐물을 치워주는 '하수처리 시스템'인 셈이다.

여기서 노폐물이란 어떤 것일까? 2장에서 설명한 바와 같이, 우리 몸에서는 쉬지 않고 크고 작은 전쟁들(면역 반응)이 일어난다. 그 결과 전쟁에서 죽은 세균들의 잔해, 손상된 세포들의 잔여물이 남는다. 또 전쟁이 없는 평화로운 시기에도 집집마다 생활 쓰레기가 나오듯, 세포들도 각자 기능을 하기 위해 생명활동을 하다 보면 부산물들이 나오기 마련이다.

이처럼 우리 몸에서 더 이상 필요하지 않은 찌꺼기, 부산물을 치워주는 역할을 하는 것이 바로 림프 순환계이다. 림프 순환계에 문제가 생긴다면 우리 몸은 마치 쓰레기 청소차가 더 이상 오지 않고, 하수구가 막혀버린 마을처럼 되어 버린다. 체내 조직 여기저기에 찌꺼기들이 쌓여서 독소가 만들어지고 염증을 일으켜 또 다른 질병의 원인이 될 수 있다.

림프란 무엇인가?

심장에서 시작된 동맥혈은 세포 구석구석 산소와 영양분을 공급하기 위해 말초까지 달려간다. 말초로 가면 갈수록 혈관은 가늘어지고 최종 목적지인 세포에 도착할 때는 가장 가느다란 모세혈관이 된다.

모세혈관 내의 혈액 성분 중 일부는 혈관 밖으로 빠져나와 주변 세포 사이로 흘러들어온다. 이 액체를 세포 간질액(interstitial fluid)이라 부른다. 세포 간질액은 영양분, 호르몬 등을 세포에게 나누어 준다. 그리고 세포들이 대사활동을 하며 내놓은 폐기물, 일종의 생활쓰레기들을 수거해간다. 이렇게 할 일을 마친 간질액은 모세혈관 하류에서 다시 정맥혈관을 타고 심장으로 돌아간다.

문제는 처음에 모세혈관 초입에서 혈관을 빠져나왔던 양만큼 다시 돌아가지 못한다는 것이다. 정맥혈을 타고 심장으로 되돌아가는 버스를 놓친 세포 간질액은 노폐물을 바리바리 양손에 싸들고 다음 버스인 림프관에 오른다. 이곳이 바로 림프 순환의 시작점이다. 림프관 버스도 정맥혈관과 종착역은 같다. 둘 다 '심장행'이다. 다만 정맥혈관은 심장으로 가는 고속버스인데 비해, 림프관은 들렀다 가는 정거장이 많은 완행버스라는 차이가 있다. 그리고 림프관을 타는 순간 세포 간질액은 이름이 바뀐다. 그 이름이 바로 '림프(lymph)'이다.

그런데 만약 림프관 버스 회사가 파업했거나, 버스가 가야 할

길 중간에 대형사고가 발생해 정체가 생긴다면 어떻게 될까? 더 이상 세포 간질액들을 림프관 버스에 태울 수가 없게 된다. 림프 순환계의 역할 중 하나가 바로 세포 사이사이의 수분량을 조절하는 것인데, 림프순환이 제대로 되지 않는다면 조직 속 수분이 갈 곳을 잃고 남아 있게 되어 부종이 생긴다. 더군다나 이 세포 간질액들은 세포의 노폐물까지 떠안은 상태이기 때문에 정체가 지속된다면 부종에 염증까지 생길 수 있다. 이것이 바로 빠지지 않는 살 셀룰라이트, 림프 부종이 생기는 원리이다.

림프절, 적군을 검문하는 군인 초소

완행버스인 림프관을 타고 림프액들이 들르는 정류장이 바로 림프절이다. 우리가 흔히 감기가 심하게 걸렸을 때나 피곤할 때 목 주위에서 동글동글하게 만져지는 임파선이 바로 이것이다. 림프 순환계는 하수처리 시스템이면서 동시에 면역 시스템의 일부이다. 즉 내 몸을 지키는 국방부 소속이기도 하다. 림프순환계는 림프관과 함께 림프관을 따라 거의 전신에 걸쳐서 분포하는 여러 개의 림프절로 구성되어 있다.

이 콩알만 한 림프절 내부를 현미경으로 들여다보면 T세포, B세포, 형질세포 등의 면역세포들이 모여 있다. 면역세포들은 바이러스, 세균, 암세포를 인지하고 이것을 잡아먹거나, 적에 대항하기 위한 무기(항체)를 만드는 군인이다. 즉 군인들이 집결해 보초를 서고 있는 작은 초소가 바로 림프절이다. 림프액들은 우리 몸 구석구석의 모든 세포들로부터 쓰레기들을 모아서 가지고 림프관을 타고 왔다. 그리서 림프액이 가지고 탄 짐들 속에 무엇이 있는지 림프절에서 검문을 실시한다. 림프절의 군인들은 끊임없이 지나가는 림프액 속에 혹시 적군이나 적이 숨겨둔 폭탄 등의 무기가 들어 있는지 경계태세를 늦추지 않는다.

피곤할 때 면역력이 떨어져서 몸속에 바이러스들이 설치고 다닌다면 이들은 림프절의 검문에 딱 걸리게 된다. 바이러스와 같은 침입자들이 많을수록 림프절에서는 이들을 처리하기 위한 면역반응이 활발히 일어난다. 즉 림프절이 평소보다 더 커질 때는 우리 몸에서 이런 일들이 일어나고 있다고 이해하면 된다. 그럴 때는 면역력을 올리기 위해 이 책을 통해 제시한 방법들을 하나둘 실천하면 열심히 싸우고 있는 면역세포들을 도와줄 수 있다.

부종, 피부질환,
통증의 이유

유방암 수술을 받은 사람들은 수술 받은 유방 쪽의 팔이 심하게 붓는 부작용을 흔히 경험한다. 이것은 팔의 세포 조직액들이 타야 할 림프관이 수술로 손상되었기 때문이다. 갈 곳을 잃은 조직액들은 그곳에 남아 떠돌면서 부종을 유발하는데 단순히 수분만 정체되는 것이 아니라 노폐물도 함께 쌓이기 때문에 피부가 울퉁불퉁해진다.

림프 부종은 수술 받은 사람들에게만 문제가 되는 것은 아니다. 같은 자세를 오래 유지하는 경우, 평소 운동이 부족한 사람들도 림프 순환이 원활하지 못한 상태를 겪을 수 있다. 림프관이 꽉 막힌 것은 아니기 때문에 눈에 띄는 부종이 아닐 수는 있다. 그러나 경미한 림프 순환 저하 상태가 지속된다면 몸이 찌뿌둥하고 부은 느낌, 원인 모를 통증, 만성피로의 원인이 될 수 있다.

림프의 흐름이 활발할수록 체내 조직에 독성 물질이 쌓이지 않고 해독이 잘 이루어지기 때문에 상쾌한 컨디션을 유지할 수 있다. 림프절은 목, 겨드랑이, 사타구니에 집중적으로 모여 있다. 이 부위를 마사지하거나 운동을 통해 자극함으로써 림프 순환을 도울 수 있다. 림프순환을 촉진하는 방법을 소개하자면 우선 가장 간단한 방법으로 걷기와 같은 가벼운 운동, 스트레칭이 있다. 앉은 자세에서 간단한 스트레칭만으로도 목과 겨드랑이 주위에 있는 림프절의 순환을 원활하게 해줄 수 있다. 사우나, 반신욕도 혈액 순환과 함께 림프의 순환을 촉진시켜 노폐물을 제거하는 해독 방법으로 추천한다. 또 림프 테라피(Lymph therapy)라는 것도 있다. 마사지로 림프 순환계의 흐름을 좋게 해주는 방법이다. 수술 후유증을 비롯한 여러 가지 원인에 의해 림프 부종이 심각한 경우 전문 림프 테라피스트의 마사지가 도움이 되기도 한다.

4장

꾸준한 운동으로 몸을 가볍게 하라

01

성공하고 싶다면 체력부터 키워라

성공을 위해 우리는 열심히 공부하고 열심히 일한다. 요즘 취업준비생들은 하루 12시간 이상 공부를 한다. '엉덩이가 무거워야 합격한다'는 말이 있듯 공부할 때는 그만큼 끈기와 집중력이 중요하다. 그렇다고 무조건 오래 앉아 있는 것만이 상책은 아니다. 앉아 있는 시간은 같으나 그 시간 동안 이해하고 암기한 공부 분량은 개인마다 차이가 있다. 일도 마찬가지이다. 같은 업무를 짧은 시간에 끝내고 남는 시간을 재충전에 활용할 수 있다면 얼마나 좋을까? 공부도, 일도 모두 시간 싸움이다. 누구에게나 주어진 시간은 같다. 그 시간을 영리하게 효율적으로 사용하는 방법 중 하나로 운동을 제안한다.

운동이 암기력을 향상시킨다

요즘 우리나라 중고등학생들은 운동량이 심각하게 부족하다. 교과 과정 중 체육시간은 늘 우선순위에서 뒤로 밀린다. 대학 입시에서 경쟁력을 갖추는데 별 관련이 없다고 여겨지기 때문이다. 그래서 시험기간이 되면 체육시간은 자습시간으로 대체된다. 과거에는 학생들이 여가시간에 친구들과 함께했던 놀이가 주로 축구, 농구 등 신체를 움직이는 운동이었는데, 요즘은 다들 PC 방에서 모이거나 스마트폰 게임으로 대부분의 여가시간을 보내고 있다.

수년 전 한국의 고등학교에서 결핵이 유행한 적 있는데 운동 부족으로 인한 면역력 저하가 그 원인으로 지목되었다. 이와 대조적으로 미국은 명문 고등학교일수록 학생들에게 체력 단련에 많은 시간을 할애하며 체력을 매우 강조한다.

운동은 몸을 움직이는 활동이니 언뜻 생각하면 학습과 같은 두뇌 활동과는 전혀 관련이 없다고 생각할지 모르겠다. 그러나 실제로는 운동이 두뇌 활동에 미치는 영향은 매우 크다. 운동은 공부와 업무 능력에 대하여 우리의 생각보다 훨씬 더 큰 힘을 실어준다.

운동이 뇌기능에 미치는 긍정적인 영향은 매우 다양하다. 최근의 많은 연구들은 운동이 두뇌 활동, 기억력, 학습능력을 증진시키는 효과가 있다는 사실을 실험으로 보여주고 있다.[1] [2] 우리가 운동을 할 때 근육에서 카텝신B(cathepsin B)와 이리신(irisin)이라는 물질이 분비되어 혈관을 타고 뇌혈류까지 들어간다.[3] 이 물질들은 뇌 조직에 도달하여 '뇌유래신경영양인자(BDNF, brain-derived neurotrophic factor)'라는 물질을 만들도록 신호를 준다.

BDNF란 뇌세포에서 만들어지는 단백질로서 뇌의 신경세포인 '뉴런'을 손상으로부터 보호해주고, 뉴런이 새로 만들어지는 데에도 기여하는 뇌 성장 단백질이다. 우리가 어떤 내용을 기억하거나 업무에 익숙해지려면 신경세포 뉴런과 뉴런 사이에 '시냅스 연결'이 만들어져야 하는데 뉴런의 시냅스 연결이 잘 되게 하는 것도 BDNF의 중요한 역할이다.

운동으로 생성된 BDNF는 우리의 뇌가 더 똑똑해지도록 자극한다. 해마는 뇌의 일부로서 새로운 사실을 학습하고 기억하는 기능을 담당하는 중요한 기관이다. BDNF는 해마에서도 새로운 신경세포를 만들도록 유도하여 기억력을 증진시킨다. 똑같은 내용을 한 시간씩 공부했는데도 엄마 친구 딸은 다 외워서 답안지에 작성하는데 나는 생각이 안 나는 이유, 즉 암기력의 차이는 바로 해마에 달려있다. 그 해마의 암기력을 높이는 방법이 운동이다. 그냥 공부할 때와 운동하고 공부할 때는 분명 차이가 있다.

네덜란드 레이던(Leiden)대학의 엘세리너 우크제마 신경과학 교수는 임신에 따른 여성의 뇌 구조의 변화를 연구해 발표했다. 이 연구에 따르면 임신한 여성은 아기를 키우기 적합한 뇌로 변화되는 과정을 겪는데 이때 해마의 크기도 함께 작아진다. 그러나 출산 2년 뒤에는 작아진 해마의 크기가 다시 회복된다. 그래서일까?

여성들은 분만의 고통을 매우 쉽게 잊어버리고 또 둘째, 셋째를 임신한다. 임신 중 해마의 축소는 아마도 인간의 종족번식을 위해 꼭 필요한 것이 아닐까 생각된다.

해마의 크기는 이처럼 기억력과 관계가 깊다. 반대로 해마가 커졌다는 것은 그만큼 그 순간 보고 들은 경험의 내용이 뇌 속에 강하게 각인이 된다는 것으로 이해할 수 있다. 지금 중요한 시험을 앞두고 있어 암기력이 필요한 사람들은 해마의 용량을 늘려주는 약이라도 있다면 당장 사먹고 싶을 것이다. 근데 다행스럽게도 약을 먹지 않아도 가능한 방법이 있다. 그것은 바로 '걷기'이다. 최근 연구 결과에 따르면 유산소 운동이 해마의 용량을 늘려서 기억력을 좋아지게 한다는 사실이 밝혀졌다.[4]

운동은 긍정적인 힘을 준다

나는 자기계발서를 즐겨 읽는 편이다. 대부분의 자기계발서에서 공통적으로 강조하는 것은 '긍정적인 태도'이다. 그것이 개인의 발전과 성취에 매우 중요하다는 것을 여러 사례를 통해 주장한다. 큰 실패와 좌절을 겪으면서도 이를 교훈삼아 다시 일어난다면 내가 잘할 수 있다는 자기 효능감을 잃지 않는 것이 중요하다. 그런데 부정적인 사람이 긍정적인 사고방식을 갖는 것은 실제로 쉽지 않다. 더군다나 체력이 약하고 건강이 좋지 않다면 그것은 더 어려운 일이 된다.

그래서 누구나 어떤 목표를 두고 그 성취를 향해 달려갈 때 가장 큰 장애물은 바로 자기 자신일 때가 많다. 살면서 겪게 되는 크고 작은 사건 사고에 대한 충격은 사람을 슬럼프에 빠지게 한다. 그 슬럼프를 잘 극복하고 위기에 현명하게 대처하는 것이 바로 성공으로 가는 지름길이다.

정신과 의사인 친구가 본인이 처방하는 우울증 약에 대해 이런 설명을 해준 적이 있다.

"우울증 약을 먹는다고 막 기분이 좋아지는 것은 아니야. 사람이 힘든 일을 안 겪고 살 수는 없잖아. 힘든 일이 찾아왔을 때 엄청 좌절하고 우울해질 수 있는데, 우울증 약을 먹으면 힘든 일이 와도 그것을 버텨낼 수 있는 마음의 힘이 생겨."

버티는 것도 능력이다. 마음의 힘이 있어야 버틸 수 있다. 우울증 약은 뇌에 세로토닌의 작용을 증가시킴으로써 마음에 힘을 주는 효과를 나타내는 것이다. 그런데 우리는 약의 도움 없이도 운동을 통해 세로토닌의 효과를 높일 수 있다.

운동이 습관이 되어 꾸준히 하는 사람들은 며칠이라도 운동을 쉬게 되면 몸 어딘가가 찌뿌둥하고 안 좋은 느낌이 든다는 이야기를 종종 한다. 이것은 운동을 할 때 나오는 '엔돌핀' 때문이다. 엔돌핀은 운동을 하면 뇌에서 만들어지는 내인성 호르몬이다. 엔돌핀은 분자량이 커서 혈관을 통해 뇌 바깥으로 나가지 못하고 뇌 조직 내에서만 작용한다. 엔돌핀은 신체의 고통을 뇌로 전달하는 경로에 작용하여 매우 강력한 진통효과와 함께 기분 좋은 쾌감을 느끼게 한다. 힘든 운동을 마치고 땀에 젖은 상태에서 상쾌한 기분이 드는 것도 바로 엔돌핀의 효과이다. 그 결과 우리 몸의 면역력을 증진시키고 동시에 힘든 운동도 계속하고 싶게 만드는 것이다.

우리가 걷거나 달리기를 할 때는 도파민도 생성되어 분비된다. 도파민은 삶에서 즐거운 경험, 재미를 느끼는 것에 관여하는 호르몬이다. 운동을 하면 도파민이 분비가 촉진되어 무슨 일이든 하고자 하는 의욕을 갖게 해준다.

운동이라고 하면 단순히 신체 단련이라고 생각하기 쉽다. 그러나 운동을 하면 앞서 설명한 대로 세로토닌, 엔돌핀, 도파민 그리고 BDNF 등 뇌에서 긍정적인 작용을 하는 호르몬들이 만들어져 분비된다. 이러한 호르몬들은 신체의 면역력을 증진시킬 뿐만 아니라 역경에 대처하는 정신적인 면역력도 강화시켜준다.

놀지 않고 앉아서 공부만 하는 것, 엉덩이 떼지 않고 컴퓨터 앞에서 일만 하는 것은 효율면에서도 바람직하지 못한 방법이다. 이제는 더 똑똑하게 공부하고 효율적으로 일하기 위해, 또한 슬럼프를 극복하는 긍정적인 마음의 힘을 갖기 위해서도 운동과 학업, 일을 적절히 병행할 필요가 있다. 누구나 할 수 있는 운동, 걷기부터 시작해보자. 이왕이면 주말에는 일상에서 벗어나 자연 속에서 맑은 공기와 햇볕 아래 운동을 하길 권한다. 뇌에서 나오는 세로토닌과 엔돌핀, 도파민의 지지를 받으며 목표를 향해 달려갈 힘을 재충전받게 될 것이다.

02

노화와 질병을 막기 위해 근육을 사수하라

호르몬을 분비하는 기관을 '내분비 기관'이라고 부른다. 인슐린을 분비하는 췌장, 갑상선 호르몬을 분비하는 갑상선이 대표적인 내분비 기관이다. 그런데 근육도 내분비 기관이라는 사실이 새롭게 알려지면서 최근 주목을 받고 있다.

근육에서 분비하는 여러 가지 호르몬을 통칭하여 '마이오카인(myokine)'이라고 한다. 마이오카인은 근육을 유지시키고, 지방세포를 태우며, 인슐린 저항성을 개선하는 등 우리 몸을 건강하게 유지시키는데 매우 중요한 역할을 하는 호르몬들이다. 따라서 몸에 근육량이 적절히 유지되는 것 그 자체만으로도 우리 몸을 건강하게 해주며, 면역력을 증진시키는 효과가 있다.

건강한 노년을 위해 근(筋)테크하라

나이가 들면서 근육량이 감소하는 것은 자연스러운 현상이다. 나이가 들면 근육량을 유지하는 성장 호르몬이 감소하기 때문이다. 그런데 나이는 같으나 어떤 사람은 더 노인처럼 보이고, 어떤 사람은 젊고 건강해 보인다. 누구나 겪는 노화이지만 사람마다 그 정도와 속도의 차이가 크다.

노화에 따른 여러 가지 신체 변화들은 공통적으로 근육량 감소와 깊이 관련되어 있다. 그래서 노화란 나이가 듦에 따라 나타나는 현상이라기보다 근육량의 감소에 비례하여 나타나는 현상으로 보는 연구들이 최근 진행되고 있다.

운동을 하면 근육에서 인슐린-유사 성장인자(Insulin-like growth factor-1, IGF-1), 인터류킨6(interleukin 6), 인터류킨15(interleukin 15)와 같은 근육 성장 인자가 분비되어 근육의 크기를 키우고 근육세포의 개수를 증가시키는 데 기여한다.[5] 그런데 건강하고 젊은 사람도 딱 72시간만 꼼짝 않고 누워 있으면 몸 전체 근육량이 현저하게 감소한다. 이처럼 근육은 자꾸 사용할수록 더 커지며 발달하고, 사용하지 않으면 위축되고 작아진다. '용불용설'이라는 말이 딱 맞는 기관이다.

운동을 한다는 것은 "나 아직 죽지 않았어. 아직 한창 활동해야 하는 전성기야"라는 메시지를 세포에 보내는 것이나 마찬가지이다. 그 신호를 받은 세포들은 에너지 요구량에 맞춰 더 많은 에너지를 생산하기 위해 세포 속에서 열량을 에너지로 전환하는 미토콘드리아의 개수를 증가시켜 세포의 에너지 생산 능력이 올라가도록 한다. 세포 하나하나를 더 튼튼하게 해주는 것이다. 그 결과 우리 몸은 운동하기 전보다 활력이 생기고 피로를 덜 느끼게 된다.

운동은 단순히 내가 먹은 음식의 칼로리를 소비하는 행동 이상의 의미를 가진다. 꾸준한 운동은 내 몸에 "나는 운동하는 사람이다"라는 신호를 계속 보내는 것과 같다. 그러면 내 몸은 이에 적응하기 위해 운동하기 적절한 근육과 골밀도를 갖춘, 건강한 상태를 향해 점점 변화된다. 즉 운동을 통해 근육량을 유지한다면 노년기도 청년기처럼 활기차게 지낼 수 있는 가능성이 얼마든지 열려 있다고 볼 수 있다.

운동으로 당뇨를 관리하라

당뇨병에 대한 운동의 효과를 말할 때마다 늘 떠오르는 한 환자가 있다. 그는 당뇨가 있어서 약을 처방받기 위해 정기적으로 내원하던 중년 남성이었다. 그는 자주 운동복이나 등산복을 입고 병원에 왔다. 진료 중 이야기를 나누다 알게 된 것은 그가 약에만 의지하는 다른 환자들과는 달리 스스로 운동을 통해 혈당과 혈압을 관리하고 있다는 사실이었다. 물론 의사의 진료를 받고 약도 복용하지만 주도적으로 건강을 관리하는 모습이 매우 훌륭하다고 생각했다.

내 외할머니도 당뇨병을 진단 받으신 후, 매일 30분 걷기를 꾸준히 실천하셨다. 비가 오는 날에도 우산을 쓰고 나가실 정도로 하루도 빼놓지 않고 걷기 운동을 하신 덕분에 당뇨로 인한 합병증을 겪지 않고 오히려 더 건강하게 지내셨다. 물론 평소 좋아하시던 간식을 절제하신 것도 당뇨 치료에 중요하게 기여를 했지만 운동을 병행했기 때문에 건강을 유지하실 수 있었다.

운동이 인슐린 저항성을 개선한다

운동이 주는 질병 예방 효과 중에 가장 중요한 하나를 꼽으라면 '인슐린 저항성의 개선'을 말할 수 있다. 인슐린은 우리가 음식을 먹고 그것이 소화, 분해된 결과 포도당 분자가 혈중에 많이 생겼을 때, 포도당을 혈관에서 세포 안으로 이동시키는 호르몬이다. 그 결과 혈중에 돌아다니는 포도당의 개수가 감소된다. 그리고 세포 안으로 들어온 포도당은 에너지원으로 사용된다. 우리가 밥을 먹으면 처음에는 혈당이 올라가지만 일정한 시간이 지나면 다시 당이 떨어지는 이유는 바로 이 인슐린의 작용 덕분이다.

그럼 인슐린 저항성이란 무엇일까? 인슐린이 '딩동~' 하고 초인종을 누르면 세포가 문을 열어 포도당이 들어오게 해주어야 하는

데, 아무리 초인종을 눌러도 문을 좀처럼 열어주지 않는 것이다. 아예 안 열어주는 것은 아니지만 인슐린 저항성이 높을수록 문을 열기가 힘들어지는 것이다. 말 그대로 세포가 인슐린의 '문 열어줘' 신호에 저항하는 것이다.

그런데 왜 세포가 문을 안 열어주는 것일까? 너무 자주 들리는 초인종 소리에 세포들이 지쳤기 때문이다. 세포 안으로 포도당이 들어온다는 것은 세포 입장에서는 에너지를 발생시킬 연료를 공급받은 것이나 마찬가지이다. 연료를 태우면 에너지를 얻는 대신 그을음과 연기가 발생하듯 우리 몸의 세포에서도 포도당으로 에너지를 만들 때 활성산소라는 찌꺼기가 생긴다. 활성산소는 세포를 산화시키고 노화시킨다. 물론 적절한 수준의 포도당이 공급될 때는 포도당을 사용한 부산물인 활성산소가 생기더라도 세포 내에서 글루타치온과 같은 자체적인 항산화 시스템으로 처리할 수 있다. 그러나 세포 내에 활성산소가 너무 많아지면 DNA를 공격해 암세포를 만들 수도 있다.

그래서 세포는 스스로를 보호하기 위해 일정 수준이 넘어가는 포도당은 받아들이지 않고자 인슐린의 초인종이 너무 자주 울릴 때 문을 열지 않는 것이다. 이렇게 들여다보면 인슐린 저항성이란 우리 몸이 과도한 활성산소의 공격을 받지 않도록 막아주는 현상이라고 이해할 수 있다.

그런데 인슐린 저항성이 생기면 피 속의 포도당들은 제자리를 찾지 못하고 계속 몸 이곳저곳을 돌아다닌다. 피에 당분이 많아질

수록 그 피는 끈적끈적해지고 혈액이 혈관을 타고 흐르는 속도가 느려진다. 그 결과 혈관을 비롯하여 몸 이곳저곳에 문제가 생긴다. 그것이 바로 당뇨의 합병증이다. 이때 운동은 인슐린 저항성을 개선해준다. 운동하면서 발산하는 에너지의 연료로써 세포 내 포도당을 소모하면 세포 내 포도당 양이 줄어들고, 그러면 세포는 다시 초인종 소리에 문을 열 수 있게끔 도와주는 것이다.

당뇨약은 췌장에서 인슐린의 분비를 자극한다. 인슐린을 직접 주사하는 것도 마찬가지이다. 너무 잦은 초인종 소리에 지쳐 문을 열지 않는 세포에게 자꾸만 인슐린을 보내서 초인종을 더 자주 누르게 하는 것은 억지로 세포 문을 열겠다는 시도이다. 이것은 사실 당뇨의 근본적인 치료 방법이 아니다. 생활 습관의 개선 없이 당뇨약에만 의존하면 결국 췌장도 지쳐서 인슐린을 분비하지 못한다. 결국에는 인슐린 주사로 넘어가게 되는데 점점 더 많은 양의 인슐린을 필요로 하게 된다. 세포가 인슐린이 누르는 초인종 소리에 더 강하게 저항하는 것이다.

여기서 문을 안 열어주는 세포보다 더 큰 문제는 초인종을 너무 자주 누르는 것이다. 이 사실을 무시하고 초인종을 누르는 인슐린만 자꾸 주사한다고 해결될 일이 아니다. 물론 당뇨약 중에는 인슐린 저항성을 개선하는 약도 있다. 그렇지만 어쨌든 세포 문을 억지로 열겠다는 시도는 맞다.

진짜 해결 방법은 혈당이 올라가 인슐린을 자극하는 원인부터 찾아서 교정해주어야 한다. 탄수화물 과다 섭취를 줄이고 유산소

운동을 하는 것부터 시작해야 한다. 혈당이 올라간 이유가 스트레스, 수면부족이라면 이것을 교정하는 것으로 치료를 시작하는 것이 맞다. 그런 의미에서 운동을 통해 인슐린 저항성을 개선하고, 혈당을 조절하는 것은 약을 먹는 것과는 비교할 수 없을 만큼 매우 중요한 일이다.

노인들이 가장 두려워하는 질병이며 국가 차원에서도 매우 중요하게 여기는 치매는 '제3의 당뇨'라고도 한다. 최근 연구에 따르면, 뇌세포의 인슐린 저항성이 치매의 원인으로 꼽히기도 했다. 운동은 인슐린 저항성을 개선하여 당뇨와 함께 치매를 치료하는 효과가 있다. 또 근육에서 나오는 물질이 직접 뇌의 위축을 막아주어 치매 예방효과도 있다. 그뿐만 아니라 운동은 뇌졸중, 심근경색, 고혈압, 고지혈증, 비만 등 여러 주요 질병을 함께 예방한다. 동시에 노화에 대처하는 가장 적극적인 방법이다.

03

운동은 자율신경계의 밸런스를 잡아준다

지인들과 이야기를 나누다 보면 아내들은 늘 남편의 운동에 대해 불만이 많다. 그 불만은 크게 두 가지로 나뉜다.

한 가지는 운동을 너무 안 하는 남편에 대한 아내의 걱정이다. 집에만 오면 피곤하다면서 소파 또는 침대와 한 몸이 되어 꼼짝하기 싫어하는 남편의 유형은 대개 복부 비만에 대사증후군을 가지고 있다.

다른 한쪽은 운동을 너무 좋아해 자신의 여가 시간을 운동하는 데 몽땅 써버리는 남편들이다. 그러면서 아내에게는 주말까지 독박 육아를 안겨준다. 심지어 운동을 과하게 한 나머지 종종 부상까지 입는 경우도 있다. 이 두 가지의 모습 모두 각각 다른 이유로 아내들에게 불만거리가 된다.

운동은 가장 효율적인 피로회복 방법이다

운동을 하지 않는 남편들은 대부분 피곤해 쉬어야 한다는 핑계를 댄다. 그러면서 주구장창 쉬기만을 원한다. 그러나 운동은 분명 스트레스와 피로를 풀어줌으로써 면역력을 올려주는 최고의 방법이다. 그리고 운동을 할 때도 밸런스를 맞추는 것이 중요하다. 계속 소파와 딱 붙어 있기만 하는 것도 좋지 않고, 운동량이 너무 과한 것도 활성산소가 많이 생겨서 근육과 인대에 염증을 유발할 수 있다. 가장 좋은 것은 적절한 운동과 적절한 휴식의 조합이다. 그래야 우리 몸의 조직에서 '재생'이라는 중요한 일이 잘 이루어진다.

도마뱀의 꼬리를 잡으면, 살기 위해 꼬리를 자르고 도망간다. 그리고 시간이 지나면 잘린 부위에서 새로운 꼬리가 생겨난다. 우리 몸에서는 그 정도로 눈에 보이는 재생은 아닐지라도 일정기간 사용된 세포들은 사멸하고 이를 대체하기 위해 새로운 세포가 재생되는 과정이 반복된다. 이 과정에 관여하는 호르몬이 바로 '성장호르몬'이다.

성장호르몬이 잘 분비되어야 내 몸을 구성하고 있는 세포들이 새롭게 재생되는 일이 원활하게 이루어진다. 그런데 운동을 하고 나면 15~20분 뒤에 성장호르몬이 분비되기 시작한다. 그 결과 내 몸을 새로운 세포들로 재정비하는 일이 더 활발하게 일어난다. 바로 이런 이유로 그냥 자고 일어났을 때보다 운동을 하고 나서 잠을 자고 일어났을 때 몸이 훨씬 상쾌하게 느껴지는 것이다. 반대로 복부에 축적된 지방은 성장호르몬의 분비를 감소시킨다. 충분히 자고 일어났는데도 피로가 풀리지 않는다면 그것은 체지방을 줄여야 한다는 뜻일지 모른다. 피곤할수록 운동 습관을 길러야 하는 이유가 바로 여기에 있다.

운동, 부교감신경을 끌어올려 면역력을 높인다

스트레스는 우리를 긴장하게 만든다. 긴장을 하면 자율신경계는 교감신경 쪽으로 무게가 실린다. 이처럼 교감신경이 우세한 상태가 만성적으로 지속되다 보면 몸에 염증이 많이 생긴다. 대부분의 피부 염증 질환이 스트레스에 의해 악화되는 것도 바로 이런 원리로 설명할 수 있다.

스트레스를 많이 받아 몸에 염증이 생겼을 때 해결할 수 있는 좋은 방법은 바로 몸을 움직이는 것, 즉 운동이다. 여기서 조금 헷갈리는 부분이 생긴다. 염증을 억제하는 것이 부교감신경이고, 부교감신경은 이완과 휴식 때 활성도가 올라가는데 왜 굳이 염증을 낮추기 위해 귀찮게 운동을 하라고 할까? 그냥 쉬면 되는 것 아닌가?

물론 그냥 쉬는 것도 부교감신경의 톤을 올려주어 항염 효과를 유도할 수 있다. 그런데 그냥 쉴 때보다 운동 후 쉴 때 부교감신경의 톤이 더 확실히 올라온다. 이것은 미주신경성 실신이 발생하는 원리와 유사한 점이 있다.

미주신경성 실신은 사실 질병이 아니라 누구에게나 일어날 수 있는 현상이다. 흔한 예를 들어보면 학교 운동장에서 조회시간에 오래 서 있다가 갑자기 실신하는 경우, 또는 주사 공포증이 있는 사람들이 주사를 맞고 쓰러지는 경우이다. 정신적으로 압도당할 만큼 큰 스트레스를 받아 교감신경계가 지나치게 강한 자극을 받으면 오히려 반대 작용인 부교감신경도 강하게 자극되어 혈압이 떨어지고 잠시 의식을 잃는 것이 바로 미주신경성 실신의 원리이다.

자율신경계는 우리가 벽에 공을 세게 던지면 그와 비슷한 강도로 다시 튀어 오르는 작용 반작용의 원리와 비슷하다. 극심한 스트레스 또는 장시간의 서 있는 자세로 인해 교감신경이 너무 강하게 자극을 받으면 우리 몸은 항상성을 유지하기 위해 교감신경의 반대 작용인 부교감신경이 그만큼 강하게 활성화 된다 그 결과 혈관이 이완되고 혈압이 떨어져서 기절을 하게 되는 것이다.

이번엔 이 원리를 운동에 적용해보자. 운동을 하면 당장은 교감신경이 활성화된다. 운동은 골격근의 수축과 이완으로 이루어진다. 그리고 이를 위해서는 골격근에 산소 공급이 필요하기 때문에 더 많은 혈액을 공급하기 위해 혈관이 확장되고, 심박수와 심박출

량도 증가한다. 이렇게 에너지를 발산하는 역할은 교감신경이 하는 일이다.

이렇게 교감신경의 작용을 올리는 운동을 하고 나면 우리 몸의 자율신경계는 균형을 맞추기 위해 반작용인 부교감신경을 더 본격적으로 활성화시킨다. 그래서 운동한 뒤 휴식을 취할 때에는 그냥 휴식할 때보다도 심박수가 더 느려지는 부교감신경 우세 상태를 경험하게 된다. 그에 따라 자연스럽게 부교감신경인 미주신경은 장내 미생물총 환경에 직접 영향을 주어 우리 몸의 면역력을 높여준다. 미주신경은 불필요한 면역 반응을 억제하여 장내 면역체계를 안정화시킴으로써 피부를 비롯한 몸의 염증도 완화시킨다.[6]

운동으로 자율신경계의 노화를 방지한다

자율신경계의 균형은 면역력을 위해 매우 중요한 요소이다. 특히, 미주신경의 활성도는 장내 면역 시스템을 튼튼하게 하는데 매우 밀접한 영향력을 행사한다. 그런데 나이를 먹으면 자율신경계도 노화되어 기능이 저하된다. 그런데 평소에 꾸준히 운동을 하면 이러한 자율신경계 노화 현상을 방어할 수 있다. 건강을 위해서는 자율신경계에는 교감, 부교감신경이 번갈아가며 활동하면서 밸런스를 이루고 있어야 하는데 실제로 많은 사람들이 어느 쪽으로든 기울어진 상태가 지속되어 밸런스가 깨져 있는 '자율신경실조'를 경험하고 있다.

자율신경계의 기능 저하는 젊은 현대인들에게도 종종 볼 수 있다. 이것은 여러 가지 증상들로 나타나는데 대표적인 예가 기립성 저혈압이다.

자율신경계가 인체의 항상성을 유지하기 위해 하는 여러 가지 역할 중 중요한 한 가지는 신체의 자세 변화, 활동량에 맞는 적절한 혈류량을 조절해주는 일이다. 이를 위해 자율신경계의 교감, 부교감신경은 각자 담당 구역의 혈관을 수축시키거나 이완시키면서 혈압을 조절한다. 평소에 우리가 앉아 있다가 일어날 때, 또는 누워 있다가 일어나면서 어지러움을 느끼지 않는 이유는 건강한 자율신경계, 특히 교감신경계가 변화된 자세를 신속하게 감지해 필요한 만큼 순간적으로 혈관을 수축시키고 심장의 활동을 증가시켜서 혈압을 올려주었기 때문이다. 이처럼 일정한 혈압을 유지하는 메커니즘을 의학용어로는 '압력반사(baroreflex)'라고 한다.

그런데 자율신경계의 기능, 특히 교감신경 쪽 기능이 저하된 경우에는 이 압력반사의 민감도가 떨어진다. 오래 앉거나 누운 자세에서 갑자기 일어날 때 적정 혈압을 유지하는 자율신경계의 작용이 신속하게 이루어지지 못하여 그 순간 뇌 혈류량이 부족해진다. 그 결과 현기증을 느끼거나 심한 경우 잠시 의식을 잃고 기절을 할 수도 있다.

이러한 자율신경계의 기능 저하를 막을 수 있는 방법이 바로 꾸준한 운동이다. 운동은 대동맥에서 압력을 감지하는 센서의 기능을 향상시키기 때문에 꾸준히 운동을 하면 나이가 들더라도 압력 반사의 민감도를 탄탄하게 유지할 수 있다.[7]

또한 나이가 듦에 따라 자율신경계가 혈압을 일정하게 유지하는 기능도 함께 저하된다. 젊을 때는 안정 시 혈압이 항상 일정했는데, 언젠가부터 혈압을 잴 때마다 수치가 들쭉날쭉하다면 이는 자율신경계 기능 저하의 증상일 수도 있다. 이러한 '혈압 변동성'도 꾸준한 운동을 통해 안정화시킬 수 있다.

건강한 자율신경계란 교감, 부교감신경 양쪽이 각자 신체 상황의 변화에 맞추어 탄력적으로 자기 역할을 잘 감당할 줄 알아야 하며, 또한 각각의 업무량이 밸런스를 이루어야 한다. 그런 점에서 운동은 자율신경계를 건강하게 단련시키는데 가장 좋은 방법이다.

운동은 교감신경, 부교감신경 둘 중 어느 한쪽만 편애하지 않는다. 양쪽 모두 각자의 기능을 잘 발휘하도록 훈련시켜준다. 그 결과 활동할 때는 교감신경이 잘 받쳐주어 더 활기차게, 쉴 땐 부교감신경이 충분히 발휘되며 성장호르몬의 신체 회복 효과까지 누리는 효율적인 휴식을 가능하게 해준다. 이 모든 것은 면역력을 높이는데 여러 가지로 기여하는 방법이기도 하다. 나이가 들더라도 이와 같은 자율신경계의 건강과 면역력을 누리고 싶은가? 그렇다면 주 5일 이상, 하루 30분 이상의 스케줄로 운동을 시작해보자. 현재와 미래의 삶의 질이 달라짐을 경험하게 될 것이다.

04

코어근육을 키우는 틈새 운동 습관

건강한 삶을 지속하려면 운동이 꼭 필요하다는 사실은 누구나 알고 있다. 그러나 실제로 꾸준히 운동하는 사람은 의외로 드물다. 왜 그럴까? 운동을 하지 않는 이유를 물어보면 대부분 "너무 바쁘기 때문에 운동을 못한다"라고 대답한다.

그러나 실체를 파헤쳐 보면 그 말은 운동에 시간을 낼 의지가 부족하다는 뜻이다. 좀 아프게 꼬집어 말하자면 운동하지 않는 이유 중 가장 큰 이유는 게으름이다. 운동을 못하는 것이 아니라 운동을 '안' 하고 있는 것이다. 국내 모 기업체에서 직장인 500여 명을 대상으로 시행한 설문조사에 의하면 운동하지 않는 이유로 '자신의 게으름'이 '시간 부족'을 제치고 당당히 1위를 차지했다.

학업, 일, 육아 등 맡겨진 역할을 감당하며 살아가는 데 있어서 운동은 상당한 시너지효과를 발휘한다. 이러한 사실을 잘 아는 사람들은 하루에 단 5분이라도 시간을 쪼개어 운동을 한다. 나는 선배 의사들의 진료실에 놓여있던 덤벨을 종종 본 적이 있다. 그들은 운동을 왜 해야 하는지 너무 잘 알고 있기 때문에 바쁜 와중에도 진료 틈틈이 혹은 점심시간에 짬을 내어 운동을 하고 있었다.

아무리 바빠도
틈새운동 할 시간은 있다

전문가들은 대개 주 3~5회 30분 이상의 운동을 할 것을 권유한다. 하루 만보를 걸으면 건강해진다는 말도 누구나 아는 상식이다. 진료실에 가보면 의사들도 운동을 하라고 한다. 그걸 몰라서 운동을 안 하는 것이 아니다. 실제로 운동 권유의 말을 들었을 때 우리나라 직장인들과 학생들은 마음의 부담만 생길 뿐 실천할 생각은 들지 않는다. 너무 바쁘고, 실제로 쉴 시간도 없이 지쳐 있기 때문이다.

그러나 바쁠수록, 할 일이 많을수록 운동은 꼭 해야 한다. 건강관리는 아프고 나서가 아니라 아프기 전에 미리 챙기는 것이 가성비가 가장 높기 때문이다. 따로 시간을 내어 운동하는 것도 좋지만, 그럴 시간이 없다면 틈나는 대로 몸을 움직이는 틈새운동 습관을 들이길 권한다. 땀으로 옷이 젖을 만큼 운동하지 않더라도 생활 속에서 약간의 변화를 준다면 그 결과 얻게 되는 면역력의 강화를 비롯한 건강상의 유익은 의외로 크다.

캐나다 피트니스 앤 라이프스타일 연구소(Canadian Fitness and Lifestyle Research Institute)에서 시행한 한 연구에서는 17,013명의 성인을 대상으로 하루 중 앉아 있는 시간과 사망률을 12년간 추적 관찰하였다. 그 결과 앉아 있는 시간이 길면 길수록 심혈관계 질환으로 인한 사망률과 및 모든 원인에 의한 사망률이 각각 증가하는 상관관계를 밝혀냈다.[8]

이 연구에서 놀라운 점은, 하루 중 앉아 있는 시간이 길수록 사망률이 증가하는 상관관계에는 레저시간의 운동량이 별 영향을 주지 못했다는 것이다. 쉽게 말하자면 퇴근 이후 혹은 주말마다 암벽등반, 산악자전거 등 고강도의 운동을 열심히 한다고 해도 하루 중 앉아 있는 시간의 절대적인 비중이 높다면 결코 질병으로부터 안전하지 않다는 뜻이다.

세계보건기구(WHO)는 움직이지 않고 오래 앉아 있는 생활 습관이 심혈관 질환 및 당뇨, 비만 등의 질병을 유발시킨다는 점에 주목해 2012년에 '의자병(sitting disease)'이라는 새로운 용어를 처음 사용했다. 말 그대로 의자에 장시간 앉아 있는 것으로 인해 생기는 질병들을 총칭하는 말이다.

장시간 비행기를 타는 경우 혈액순환이 둔화되어 특히 다리 혈관에 혈전이 생기기 쉽다. 경구 피임약을 복용하고 있었다면 그 위험도는 더 높아진다. 혈전은 혈관을 타고 이동하여 폐의 혈관을 막아 폐색전증을 일으킬 수 있으며 이는 사망의 직접적 원인이 되기도 하는 심각한 질병이다. 이러한 맥락에서 생각해보면 꼭 비행기를 타지 않더라도 사무실이나 독서실 의자에 장시간 동안 앉아 있는 것이 얼마나 위험한지 알 수 있을 것이다.

의자병을 예방하기 위한 대책은 일상 속에서 최대한 몸을 움직이는 것이다. 나도 일부러 출퇴근할 때 엘리베이터를 타지 않고 계단으로 걸어 다닌다. 장시간 앉아서 일을 한다면 한 시간마다 한 번씩 일어나서 화장실을 다녀오거나 제자리에서 잠시 일어나 스트레칭을 하자. 업무상 통화를 자주 하는 사람이라면, 통화할 때 의자에 앉아 있지 말고 일어나 걸어 다니자. 이 습관이 정착이 되었다면 좀 더 적극적으로 헤드셋을 사용하면서 두 팔로 스트레칭을 하거나, 생수병 혹은 아령을 양손에 들고 걷는 것에도 도전해보자.

또 가능하다면 업무용 책상을 입식으로 바꾸는 것도 좋은 방법이다. 앉아 있는 시간을 획기적으로 줄일 수 있을 것이다. 그리고 서 있는 자세에서 가끔씩 발꿈치를 들었다 놓았다 하면 하지 근육을 움직이는 기회가 되며, 하지 정맥 순환을 도와줄 수 있다. 이것은 사실 앉은 자세에서도 할 수 있는 간단한 다리 스트레칭 방법이다.

퇴근 후 습관적으로 TV 앞에서 보낸다면 그 시간 중 일부를 운동에 조금씩 할애할 수 있다. TV 앞에서 학처럼 한쪽 다리로만 서 있기를 해보자. 이렇게만 해도 척추의 균형을 잡기 위한 코어 근육들을 단련할 수 있다.

모바일 PT를 통한 효율적 운동

사실 운동은 시간의 문제가 아니라 의지의 문제다. 나도 세계적으로 인정받는 타임푸어인 워킹맘이지만, 하루 20분씩 시간을 내어 운동을 한 지 벌써 세 달이 넘었다. 내가 선택한 방법은 모바일 PT이다. 모바일 PT를 시작해보니 하루 20분의 시간을 내는 것은 생각보다 어렵지 않았다.

사람들은 참 이상하게도 돈을 지불하지 않으면 동기부여가 되지 않는 경향이 있다. 그래서 나도 일정 금액을 내고 모바일PT의 100일짜리 코스를 등록했다. 늘 바쁘다보니 피트니스 센터까지 가는 시간과 가서 옷 갈아입는 시간을 아낄 수 있다는 장점이 가장 컸다. 물론 중간에 여름휴가를 다녀오거나 아침에 늦잠을 잤을 때는 운동을 건너뛰기도 했지만 주말엔 이틀 치 밀린 운동을 하기도 했다. 지불한 돈은 개인PT 레슨비의 100분의 1도 안 되지만 그래도 그 돈이 아까워서라도 아예 운동을 중단해버리고 싶은 생각은 들지 않았다.

처음엔 늘 분주한 아침에 일어나 운동을 한다는 것이 귀찮기도 하고 버겁게 느껴지기도 했다. 그러나 새로운 습관을 정착시키기 위해 7주의 시간을 견디고 나니 아침 운동이 습관이 되었고, 운동하고 난 뒤의 상쾌한 느낌을 즐기게 되었다. 모바일PT를 시작하고 두세 달 지났을 무렵 체중은 고작 2~3kg 감량되었지만 주변 사람들로부터 요즘 살이 왜 이렇게 많이 빠졌냐는 말을 많이 들었다.

사실 남들처럼 1시간 가까이 걷기나 조깅을 제대로 한 것도 아니다. 스쿼트나 플랭크 같은 1분짜리 웨이트 트레이닝과 유산소운동이 조합된 운동 프로그램을 집중해 따라 했을 뿐이다. 하루 20분 운동 시간에는 운동 전후의 스트레칭이 포함되어 실제 운동 시간은 최대 15분 미만이었다.

그러나 짧은 시간 투자 대비 내가 얻은 건강상의 이득은 매우 컸다. 종종 아팠던 허리와 꼬리뼈의 통증이 사라졌으며, 꽉 끼던 옷들을 입을 때도 이젠 여유가 생겼다. 또 아이들이 아파서 밤잠을 설친 상태로 출근하면 늘 머리가 무겁고 피곤했는데, 운동을 시작한 뒤에는 그런 경우에도 별로 피로감을 느끼지 못했다. 피로가 쌓였더라도 컨디션 회복 속도가 상당히 빨라져서 예전보다 짜증이 덜 나고, 정신 건강과 체력이 모두 좋아졌다는 것을 체감하고 있다. 가성비를 따진다면 이보다 더 좋은 방법이 있을까 싶다.

세계 최고 리더십 전문가 로빈 샤르마의 베스트셀러 《변화의 시작 5AM 클럽》이라는 책에서도 아침 시간을 짧은 고강도의 운동으로 시작할 것을 제안한다. 그 이유는 운동을 하면 일단 뇌를 깨우고, 뇌와 근육에서 신체적 건강을 도모하고, 집중력과 기억력을 높여주는 좋은 호르몬이 분비되도록 하기 때문이다. 이러한 운동의 효과는 운동 이후의 시간을 더 효율적으로 사용할 수 있게 해주고, 잠재력을 끌어내는 데 큰 도움을 준다.

일반적인 운동 제안 목표치가 높다 보니 지레 겁먹고 시작조차 안 하는 사람들이 많다. 하루 만보를 걷지 않아도 된다. 주 5일 한 시간씩 운동량을 채우지 않아도 좋다. 자신의 상황에 맞게 시작해 보자. 이틀에 한 번, 아니 일주일에 한두 번이라도 아예 안 하는 것보다는 낫다. 하루 15분만 걸어도, 5,000보만 걸어도 질병으로부터 나를 보호하는 건강 효과를 누릴 수 있다.

정말 바쁜 사람이라면 근력 운동 쪽에 집중하자. 하루 5~10분만이라도 집중해 근육을 자극시킨다면 몸에는 "나 운동하는 몸이야"라는 신호를 보내기에 충분하다. 그리고 그 근육에서는 나를 건강하게 해주고, 업무 집중력도 높여주는 호르몬들이 더 많이 나올 것이다.

운동 습관을 만드는 일에도 관성의 법칙이 적용된다. 하루 1분이라도 일단 시작하면 계속하고 싶어진다. 아무리 바빠도 오늘 당장 1분만 시간을 내어 스쿼트 홀딩에 도전해보자. 스쿼트 자세로 1분을 버티는 것인데, 평소 운동을 안 하던 사람이라면 그다음날 아침 허벅지의 뻐근함을 경험할 수 있다. '내가 어제 운동을 하긴 했나 보네'라는 뿌듯함이 밀려오면서, 그렇게 긍정적인 경험이 지속되다 보면 시작한 운동 1분이 5분이 되고, 5분이 10분이 될 수 있다.

이처럼 굳이 시간을 내어 스포츠센터에 등록하지 않더라도 신체를 건강하게 유지할 수 있는 틈새운동 전략들은 무궁무진하다. 그중 나에게 맞는 방법을 찾아 생활의 작은 변화들을 실천함으로써 건강한 면역력을 꼭 획득하기를 바란다.

부록 1

해독주스 만들기

채소와 과일에는 우리 몸을 건강하게 해주는 항산화제 파이토케미컬과 유산균 증식에 도움이 되는 프리바이오틱스, 섬유질이 풍부하다. 하지만 바쁜 현대인들은 채소와 과일을 매일 충분히 섭취하기가 현실적으로 쉽지 않은 경우가 많다.

이런 경우 해독주스는 채소, 과일에 함유된 영양성분들을 꾸준히 섭취할 수 있는 훌륭한 대안이다. 또 이 해독주스는 말이 주스이지 거의 채소 죽이나 마찬가지의 걸쭉한 질감을 가지기 때문에 200ml정도의 한 컵만 마셔도 엄청난 포만감을 준다. 그래서 건강한 다이어트 방법으로서도 추천한다. 사실 재료는 평범한 것들인데 해독주스만 꾸준히 먹고도 살이 빠지고 만성피로가 해소되며 콜레스테롤 수치가 현저하게 감소되는 환자들을 보면 현대인들의 식단이 바로 영양 불균형이라는 문제가 있음을 깨닫게 된다.

다음은 내가 근무하던 병원에서 치료의 핵심 처방인 해독주스를 만드는 방법이다.

재료

채소 : 브로콜리 1.5kg, 양배추 1.5kg, 당근 2kg, 토마토 1kg 사과 190g, 바나나 110g

방법

1. 채소를 흐르는 물에 깨끗이 씻는다.
2. 채소를 칼로 자른다. 대략 한입에 들어갈 만한 크기로 자르는데, 당근은 다른 채소들의 1/2 정도의 크기로 자른다.
3. 큰 솥에 썰어둔 채소들을 넣은 뒤 물 2L를 넣고 10~15분간 끓인다.
4. 사과는 흐르는 물에 깨끗이 씻은 뒤 껍질 째 사용하고, 바나나는 껍질을 벗긴 뒤 두 가지 과일 모두 한입 크기로 썰어놓는다.
5. 채소 삶은 것이 모두 식으면 믹서 또는 도깨비방망이로 갈아서 죽 형태로 만든 뒤 밀폐용기에 넣어 냉장 보관한다.
6. 과일도 따로 갈아서 다른 밀폐용기에 넣고 냉장보관 한다.
7. 먹을 때마다 5번과 6번을 섞어서 음용한다.

팁

1. 채소의 맛이 너무 강하게 올라와 거부감이 느껴진다면 감식초 또는 매실 진액을 소량 첨가해 맛을 조절할 수 있다. 맛없는 것을 억지로 먹는 방법은 꾸준히 오래 실천하기 힘들기 때문에 자신의 입맛에 맞게 레시피를 조절할 수 있다.
2. 설탕이나 액상과당이 들어 있는 홍초를 사용하는 것은 권하지 않는다. 포도당은 세포 내로 들어갈 때 비타민C와 같은 문을 사용하기 때문에, 설탕이나 과당을 첨가한다면 기껏 섭취한 비타민C의 세포 내 흡수를 방해하는 셈이다.
3. 입맛에 맞추기 위해 과일의 양을 약간 높이는 것은 괜찮다. 과일을 많이 넣을수록 더 맛있어지는 것은 사실이지만 위 레시피 정도의 비율만 맞추어도 꽤 괜찮은 맛이기 때문에 과일 추가는 조금만 하도록 하자. 에너지 소모가 많은 아침, 점심에는 과일을 좀 더 넣고 저녁에는 과일의 비율을 약간 줄이는 것도 괜찮은

방법이다.

4. 체중을 줄일 목적으로 복용한다면 하루 2~3번 식전에 200ml씩 해독주스를 마시면 포만감 때문에 식사량을 줄이기 쉬워진다. 또 해독주스의 섬유질이 장내에서 지방의 흡수를 억제시키기 때문에 다이어트에 도움이 된다.
5. 장이 예민한 경우 토마토의 껍질이 설사를 유발할 수 있다. 이 경우 토마토를 썰어서 넣지 말고 꼭지만 떼고 통째로 삶은 뒤 껍질을 살살 벗겨낸 다음 나머지 채소와 함께 넣고 갈면 설사를 방지할 수 있다.
6. 냉동실에 얼려서 보관해도 되지만 냉동했다가 해동시킨 주스는 확실히 식감이 떨어지고 맛도 없어진다.
7. 완전히 갈아서 만들어진 해독주스의 냉장보관이 가능한 날짜는 여름철 3일, 겨울철 5일 정도를 기준으로 생각하면 된다.
8. 해독주스의 보존력을 위해 썰어서 삶은 뒤 식힌 채소와 씻어서 썰어놓은 과일을 각각 1회 분량씩 냉장고에 보관했다가 먹을 때마다 함께 넣고 갈아서 먹는 것도 여름철에 추천할 만한 옵션이다.

부록 2

내 몸의 밸런스 맞추기

다음의 내용을 읽고 자신의 상태에 해당되는 것이 몇 개인지 체크해보자. 해당되는 항목의 개수가 많을수록 내 몸의 면역 밸런스가 그만큼 깨져 있다는 뜻이다.

- 장에 가스가 자주 차서 불편할 정도이다.
- 변이 딱딱하게 조금씩 나오고 한참 힘을 주어야 변을 볼 수 있다.
- 스트레스를 받으면 가벼운 복통을 동반한 설사를 자주 한다.
- 어릴 때 아토피 피부염을 앓은 적이 있거나 지금도 악화와 호전을 반복한다.
- 원인을 알 수 없는 만성 재발성 두드러기 증상이 있다.
- 성인 여드름이 턱 주위에 잘 생긴다.
- 머리카락이 점점 얇아지고 숱이 적어진다.
- 많이 먹는 것도 아닌데 자꾸 살이 찐다.
- 조금만 피곤하면 방광염에 걸린다.
- (여성의 경우)생리통이 너무 심해 일상생활을 하지 못할 정도이다.

• 앉았다 일어날 때 어지러운 느낌이 자주 있다.
• 별 이유 없이 우울하고 무기력하다.
• 집중력이 떨어지고 산만하다.
• 경미한 스트레스에도 가슴이 두근거리고 불안감이 든다.
• 아침에 눈을 뜨면 피로감이 몰려와 침대에서 일어나는 것이 힘들다.
• 모닝커피가 없으면 제대로 일을 할 수가 없다.
• 피곤한데도 자려고 누우면 잠이 잘 오지 않는다.
• 새벽 1~2시 이후에 자는 것이 습관이 되었다.
• 얼굴이나 팔다리가 자주 붓는다.
• 구내염이나 구순염이 자꾸 재발한다.

이 중 한 가지 이상이라도 해당이 된다면 이 책의 실천 지침들을 따라서 생활 습관을 바꾸어야 한다. 만약 체크한 항목의 개수가 5가지를 넘는다면 기능의학적인 검사와 치료를 받는 것을 권한다.

부록 3

면역력 관리에 도움이 되는 기능의학 검사

1. 장내 미생물 분석 검사

소량의 대변을 채취하여 나의 장내미생물 생태계가 과연 얼마나 건강한지 아니면 불균형이 있는지 알아볼 수 있는 검사다. 현재 나와 있는 기능의학 검사 중 장의 면역 상태를 가장 직접적으로 들여다볼 수 있다.

장내 미생물 검사 종류는 크게 두 가지로 나뉘는데 비교적 간단한 버전인 PCR 검사와 상세한 분석이 가능한 NGS(Next generation sequnecing) 검사가 있다. 나는 주로 NGS 검사를 환자 진료에 활용하고 있는데, 이 검사의 경우 미생물들의 DNA를 분석하여 장 속에 어떤 종류의 미생물이 주로 서식하고 있는지, 또 어떤 종류의 유해균이 과잉 상태인지, 유산균은 종류별로 다 살고 있는지 등 자세한 파악이 가능하며, 결과에 따라 처방이 달라지기도 한다. 검사 비용은 20만 원대로 가능하다.

2. 소변 유기산 검사

소변 유기산 검사는 질병을 진단하기 위한 검사가 아닌 현재 나의 대사상태를 알아볼 수 있는 기능의학의 가장 기본이 되는 검사이다. 신체의 대사과정을 거친 최종 대사산물은 소변으로 모아져서 배출이 된다. 따라서 이 농축된 소변의 성분을 분석함으로서 내가 섭취한 탄수화물, 지방이 내 몸에서 원활하게 에너지원으로서 이용하는데 문제가 없는지 점검해 볼 수 있다. 그 외에도 세로토닌 생성 과정이 원활한지, 내 몸 세포들의 산화 스트레스의 정도는 어떠한지 알 수 있다. 또 장내 미생물의 상태를 간접적으로 체크해볼 수 있다는 점에서 면역상태를 체크하는 데 도움이 되는 검사이기도 하다. 장내에 유산균, 유해균, 곰팡이균의 증식 상태를 알 수 있다.

3. 지연성 음식 알레르기 검사(지연성 음식물 과민반응 검사)

흔히 알레르기 원인을 찾아보는 혈액검사로 잘 알려진 혈액검사는 즉각적인 알레르기를 나타내는 IgE 종류의 항체를 검사하는 것이다. 하지만 음식에 대한 지연성 과민 반응은 음식을 섭취한 뒤 오랜 시간이 지난 뒤에 나타나기 때문에 일반적으로 환자들이 원인 성분을 알아채기 어렵다.

지연성 음식 알레르기 검사라고도 불리는 지연성 음식 과민반응 검사는 혈액 검사를 통해 음식에 대한 과민 면역 반응을 유도하는 항체의 유무를 확인해보는 검사이다. 특히 장내 투과도가 높은 경우에는 지연성 음식 알레르기 검사에서 여러 가지 음식에 과민반응이 높게 나오기도 한다. 이러한 경우에는 양성반응을 보이는 음식을 일정기간 피하면서 장내 투과도를 낮추는 교정 치료를 제대로 받은 뒤에 1년 후에 다시 검사하면 양성을 보이는 음식의 개수가 줄어들 수 있다.

4. 타액 호르몬 검사

스트레스가 주 원인으로서 면역력에 문제가 생겼을 때 해볼 수 있는 검사이다. 스트레스 호르몬이라고 하는 '코르티솔' 호르몬을 분비하는 패턴을 분석해봄으로서 내 몸의 스트레스 대응 능력을 알아볼 수 있으며, 또 수면에 문제가 있는 경우에는 멜라토닌의 수치를 체크해 보고 이에 대한 대책을 수립하는 데 도움이 된다.

5. 모발 미네랄 중금속 검사

모발을 잘라서 분석함으로서 체내에 어떤 미네랄 부족한지 아니면 과잉인지를 알아볼 수 있고, 환경을 통해 중금속이 내 몸에 축적되어 있는지 여부를 점검해볼 수 있다.

몸에 중금속이 일정량 이상 축적되어 중독 증상을 일으키면 근육통, 관절염등의 증상 및 만성피로, 불면증, 우울증, ADHD, 분노조절 장애 등 여러 가지 증상으로 나타날 수 있다.

또 미네랄 균형을 확인하여 부족한 성분을 보충해주는 것은 어린이 성장 발달, 성인들의 두뇌 활동 및 전반적인 면역력 유지에 매우 중요하다.

6. 환경 호르몬 검사

인공적으로 만들어진 화학물질인 제노바이오틱스의 대표적인 종류들을 소변을 통해 검사할 수 있다. 비스페놀A, 프탈레이트를 포함한 환경 호르몬이 체내 축적된 경우에도 특히 어린이들의 정상적인 성장 발달을 저해하며, 면역 시스템 및 성호르몬의 장애 및 갑상선, 유방암, 전립선 등 호르몬 관련된 기관에 유해한 영향을 주기 때문에 검사를 통해 체크하고 검출이 되면 원인 물질을 제거하고 해독 치료를 시행하는 것이 건강을 위해 필요하다.

| epilogue |

면역력은 당신의 건강은 물론 행복한 가정, 삶까지 약속한다!

나는 가정의학과 전문의다. 사람들은 의사라는 직업은 잘 알지만, 가정의학과는 잘 모른다. 만약 누군가 가정의학과 전문의는 어떤 의사냐고 묻는다면, 나는 그 어떤 전문 과목의사들보다도 환자와 가장 가깝고, 환자를 잘 아는 친한 의사라고 대답하고 싶다.

나는 의사라는 직업적 특성상 밤에 급한 전화를 받는다. 평소에 연락을 자주 하지 않고 지내던 지인들도 본인이나 가족이 갑자기 중한 병을 진단받거나 급히 응급실에 갔는데 입원할 일이 생기면 다급한 마음에 밤늦은 시간에도 내게 연락하는 것이다. 물론 그 환자들 앞에는 담당의사가 있다. 그러나 그 의사의 실력이 어떤지와는 상관없이 그 담당의가 평소 알고 지내는 관계, 말 그대로 '아는 의사'가 아니기 때문에 불안한 마음이 드는 것이다. 그래서 오랜 기간 서로 친분과 신뢰관계가 있는 내게 전화를 걸어서 그 의사의 권고나 처방이 실제로 맞는 것인지 확인받고 싶어 한다. 나는 그렇게 늦은 시간에도 전화를 하고 질문하는 지인의 다급한 마음을 잘 알기 때문에 필요한 만큼 성의껏 한참 대답해주곤 한다.

가정의학과 의사의 역할은 바로 이런 것이 아닐까 생각한다. 다른 어떤 전문과의사보다 환자 가까이에 있으면서 마음을 위로해주고 안심시키면서 앞으로 어떻게 해야 할지 이해하기 쉽게 전문가로서 설명해주고 바람직한 방향으로 이끌어주는 역할 말이다.

그래서 가정의학과를 가장 잘 표현하는 단어가 바로 '주치의'이다. 환자를 볼 때 그 사람의 과거 병력과 현재 건강문제는 기본이고, 그 사람의 어린 시절, 직업 환경, 주거 환경, 성격, 가족관계, 주요 스트레스 원인 등을 최대한 파악해 환자와 신뢰 관계를 가짐으로서 포괄적인 의료적 돌봄을 제공하는 것이 바로 가정의학과의 본질이라고 생각한다.

또한 가정의학과는 가족을 치료 대상의 한 단위로 본다. 이 책의 후반부에서 제시한 면역력에 영향을 주는 요소는 식사, 수면, 스트레스, 환경, 운동이다. 이것들은 대부분 가족들이 같은 공간에서 살아가며 공유하는 부분이 많다. 그런 의미에서 면역력을 건강하게 유지하는 방법에 대해 이 책에서 알려주는 내용들은 개인이 아닌 가족을 단위로 실천하기에 좋은 것들이다. 따라서 이 책의 역할은 가족을 치료하는 가정의학과 의사의 역할과도 일맥상통한다.

결과가 아닌 원인을 치료하려면 반드시 생활 습관의 변화가 있어야 한다. 왜냐하면 현대인들의 대부분의 만성질환은 밸런스가 깨진 생활 습관에 그 원인이 있기 때문이다. 잘못된 생활 습관은 당장 겉으로 드러나지 않을 수 있지만 면역력에 악영향을 주어 결과적으로 질병을 향해 한걸음씩 나아가도록 한다. 사람들은 어느 순간 갑자기 병을 진단받고 충격을 받지만 이것은 갑자기 등장한 문제가 아니라 수년, 또는 수십 년에 걸쳐 여러 가지 잘못된 생활 습관들이 모아진 결과이다. 그런데 그 결과를 약 한 가지, 수술 한 번으로 치료하려고 하는 것은 쉽지 않은 일이다.

모든 병의 원인은 생활 습관에 있다. 그래서 진정한 치료는 생활 습관 개선을 통한 면역력의 정상화에 초점이 맞추어져야 한다. 이것을 잘 이해시키고 안내해주는 것이 진정한 가정의학과 의사의 역할이며, 삶의 모든 영역에서 잔소리처럼 들리는 실속 있는 지침과 조언들을 하지 않을 수가 없는 것이다. 그런 취지에서 그런 쓸모 있는 잔소리를 모아서 이 책이 탄생하게 되었다. 이 책에서 내가 소리 높여 이야기한 그 잔소리들에 귀를 기울이고 실천한다면 당신의 건강은 물론 가족들도 함께 행복한 삶을 살 수 있는 토대가 마련될 것이다.

책 집필의 과정은 생각보다 만만치 않았지만 이렇게 감개무량하게도 책이 나오기 까지는 여러 사람들의 도움이 있었음을 이 지면을 통해 밝히고 감사를 표현하고 싶다.

우선 내가 전문의가 되기까지 뒷바라지해주신 부모님께 감사드린다. 그리고 이 책이 나오기까지 전반적인 기획을 이끌어주신 라온북 대표 조영석 소장님과 책이라는 것을 처음 써보는 나에게 칭찬과 격려를 아끼지 않으시며 집필과정 중 친절한 길잡이를 해주신 라온북의 김옥경 부장님과 최선을 다해 책을 만들어준 편집팀께 감사를 드린다.

내가 기능의학을 처음 접하게 되고 공부하면서 여기까지 오게된

과정에도 여러 의사 선배님들의 도움이 있었음을 밝힌다. 자신이 애써 습득한 미국 기능의학의 지식과 경험들을 하나도 감추거나 숨기지 않으시고 임상영양학교를 통해 얼마든지 가져가서 써먹으라고 펴주신 새로서는의학연구회의 홍수진 선생님과 이치훈 선생님을 비롯한 강사진 의사 선생님들께 이 지면을 통해 깊은 감사를 전하고 싶다.

또 레지던트 수련을 갓 마친 뒤 처음 만나게 된 스승님, 서재걸 박사님은 내가 책에 소개한 기능의학적인 영양 치료의 실제를 경험하도록 가르쳐주셨음을 감사드린다.

나보다 먼저 기능의학을 공부하시고 오랜 진료 경험과 깊은 식견을 갖추신 가정의학과 의사 선배로서 내게 아낌없이 환자 진료의 경험을 나누어주신 박춘묵 선생님께도 깊은 감사를 드린다.

마지막으로 출근 전 아침 이른 시간에 도서관으로 가서 집필시간을 확보할 수 있었던 것은 가족들의 지지와 배려 덕분이었음을 밝히며 감사를 표현하고 싶다. 아직 어린 두 남매의 어린이집과 유치원의 등하원을 감당해주신 시어머니와 남편의 지지와 응원이 없었다면 이 책은 결코 나올 수 없었을 것이다. 한창 엄마 품에서 어리광 부릴 나이에 웃으며 인사해주어서 맘 편하게 집을 나서도록 허락해준 아들 이음이와 딸 여온이에게도 고마운 마음을 전한다. 그리고 이 모든 과정을 인도해주시고 앞으로도 함께해주실 나의 하나님께 가장 큰 감사를 드린다.

▦ 참고문헌

PART 1 행복한 인생 설계는 면역에서 시작된다

1장 놓치기 쉬운 질병 예방법, 면역

1 톰 래스, 짐 하터, 성기홍 역,《웰빙 파인더》, 위너스북, 2011.4.15.

2 https://commonfund.nih.gov/hmp/

3 http://www.metahit.eu/

4 Tanya Yatsunenko, Federico E. Rey, Mark J. Manary, Indi Trehan, Maraia Gloria Domingues-Bello et al., "Human gut microbiome viewed across age and geography", 2012.6.14. *Nature* Vol.486, No. 7402, pp. 157-286.

2장 면역력으로 몸의 균형을 유지하라

1 Macpherson, A. J. & Harris, N.L., Interations betwwen commensal intestinal bacteria and the immune system, *Nature Reviews Immunology* Vol.4/(2004): pp. 478-485.

2 Abrams, G.D.,Bauer,H. & Sprinz, H. Influence of the normal flora on mucosal morphology and cellular renewal in the ileum. A comparison of germ-free and conventioanl mice *Laboratory Investigation* 12, (1963), pp. 355-364.

3 Intestinal immunological defects in germ-free mice, *Nature Reviews Immunology* Vol.9/313 May 2009.

4 Fasano, Alessio. "Leaky gut and autoimmune diseases.", *Clinical reviews in allergy & immunology* 42.1 (2012): pp. 71-78.

5 Regulation of antimicrobial protein expression, *Nature Reviews Immunology* volume 10 March (2010): p. 161.

6 David, Lawrence A., et al., "Diet rapidly and reproducibly alters the human gut microbiome." *Nature* 505.7484 (2014): p. 559.

7 Fukuda, S., Toh, H., Hase, K., Oshima, K., Nakanishi, Y.,Yoshimura, K., Tobe, T., Clarke, J. M., Topping, D. L., Suzuki, T., Taylor, T. D., Itoh, K., Kikuchi, J., Morita, H., Hattori, M. and Ohno, H. "Bifidobacteria can protectfrom enteropathogenic infection through production of acetate" *Nature* (2011): p. 469, pp. 543-547.

8 조명연, 정희권, "2018년도 학생 건강 검사 표본통계", 교육부 학생건강정책과, 2018. 3. 27.

9 The Vagus Nerve at the Interface of the Microbiota-Gut-Brain Axis Front *Neuroscience* 07 February, 2018.

10 Plasticity of Treg at infected site, Wohlfert, E. & Belkaid, Y. *Nature Mucosal Immunology* volume 3, 17 March (2010): pp. 213-215.

11 Kavita Gulati, Arunabha Ray, *Handbook of Toxicology of Chemical Warfare Agents*, 2009.

12 Parks, Christine, et al., "Expert panel workshop consensus statement on the role of the environment in the development of autoimmune disease." *International journal of molecular sciences* 15.8 (2014): pp. 14269-14297.

13 Lerner, Aaron, and Torsten Matthias. "Changes in intestinal tight junction permeability associated with industrial food additives explain the rising incidence of autoimmune disease.", *Autoimmunity reviews* 14.6 (2015): pp. 479-489.

14 Traunmüller, F. "Etiology of Crohn's disease: Do certain food additives cause intestinal inflammation by molecular mimicry of mycobacterial lipids?" *Medical hypotheses* 65.5 (2005): pp. 859-864.

15 Davidson PW, Myers GJ, Weiss B. "Mercury exposure and

childdevelopment outcomes" *Pediatrics* 2004; 113(4 Suppl): pp. 1023-1029.

16 DIEHL, Hans A., "Coronary risk reduction through intensive community-based lifestyle intervention: the Coronary Health Improvement Project (CHIP) experience." *The American journal of cardiology* 1998, 82.10: pp. 83-87.

17 HU, Frank B., et al., "Diet, lifestyle, and the risk of type 2 diabetes mellitus in women." *New England journal of medicine* 2001, 345.11: pp. 790-797.

18 Eric B. Rimm, ScD; Meir J. Stampfer, MD, DrPH "Diet, Lifestyle, and Longevity—The Next Steps?" *JAMA* 2004.9;292(12): pp. 1490-1492.

19 Anand, P., Kunnumakara, A. B., Sundaram, C., Harikumar, K. B., Tharakan, S. T., Lai, O. S., ... & Aggarwal, B. B. "Cancer is a preventable disease that requires major lifestyle changes." *Pharmaceutical research* 2008, 25(9), pp. 2097-2116.

PART 2 어떻게 파워 면역력을 올릴 것인가?

1장 몸에 좋은 영양소를 찾아라

1 Smith PM1, Howitt MR, Panikov N, Michaud M, Gallini CA, Bohlooly-Y M, Glickman JN, Garrett WS. "The microbial metabolites, short-chain fatty acids, regulate colonic Treg cell homeostasis." *Science* 2013.8. 2;341(6145): pp. 569-573.

2 Peltonen R, Nenonen M, Helve T, Hannine O, Toivanen P, Eerola E, British Journal of Rheumatology 1997;36, pp. 64-68.

3 Toivanen P, Eerola E. Rheumatology Oxford 2002;41, pp. 950-951.

4 Glutathione in foods listed in the National Cancer Institute's Health

Habits and History Food Frequency Questionnaire. Jones DP Nutr Cancer. 1992;17(1): pp. 57-75; Alan Pressman "Glutathione. The Ultimate Antioxidant"; Leo Nollet "Handbook of Analysis of Active Compounds in Functional Foods", pp. 73-74; Lester Packer "Handbook of Antioxidants", pp. 551-552.

5 Derrock Lonsdale, Chandler Marrs, "Thaime deficiency disease, dysautonomia, and high calorie malnutrition", Academic press, 2017.

6 Sergiy Chornyy, Julia Parkhomenko and Nataliya Chorna "Thiamine deficiency caused by thiamine antagonists triggers upregulationof apoptosis inducing factor gene expression and leads to caspase 3-mediated apoptosis in neuronally differentiated rat PC-12 cells" *Acta Biochimica Polonica* 2007;54(2): pp. 315-322.

7 L. P. Samaranayake and T. W. MacFarlane."The Effect of Dietary carbohydrates on the In-Vitro adhesion of Candica Albicans to epithetlial cells" *Journal of medical microbiology* 1982 11;15(4): pp. 511-517.

8 Joe Alcock, Carlo C Maley, and C Athena Aktipis, "Is eating behavior manipulated by the gastrointestinal microbiota? Evolutionary pressures and potential mechanisms" *Bioessay Prospects & Overviews* 2014. 10. Volume36, Issue10, pp. 940-949.

9 Aljada A, Ghanim H, Mohanty P, Syed T, Bandyopadhyay A, Dandona P. "Glucose intake induces an increase in the expression of matrix metalloproteinase" *American Journal of Clinincal Nutrition* (2005): p. 80; pp. 51-57.

10 Mohanty P, Hamouda W, Garg R, Aljada A, Ghanim h, Dandona P. "Glucose challenge stimulates reactive oxygen species (ROS) generation by leucocytes" *Journal of Clinical Endocriology &*

Metabolism 2000; 85: pp. 2970-2973.

11 Kylie Kavanagh, Ashley T Wylie, Kelly L Tucker, Timothy J Hamp, Raad Z Gharaibeh, Anthony A Fodor, John M Cullen, "Dietary fructose induces endotoxemia and hepatic injury in calorically controlled primates" *American Journal of Clinincal Nutrition* 2013.8.; 98(2): pp. 349-357.

12 Singh, Prashant, et al., "Global prevalence of celiac disease: systematic review and meta-analysis." *Clinical Gastroenterology and Hepatology* 16.6 (2018): pp. 823-836.

13 Hollon, Justin, et al., "Effect of gliadin on permeability of intestinal biopsy explants from celiac disease patients and patients with non-celiac gluten sensitivity." *Nutrients* 7.3 (2015): pp. 1565-1576.

14 Hollon, Justin, et al., ibid, pp. 1565-1576.

15 Fasano, Alessio. "Leaky gut and autoimmune diseases." *Clinical reviews in allergy & immunology* 42.1 (2012): pp. 71-78.

16 Grimble RF, Tappia PS, "Modulation of pro-inflammatory cytokine biology by unsaturated fatty acids." *Journal of nutritional sciences*, Supplementa 1998 :37(Suppl1), pp. 57-65.

17 James, Michael J., and Leslie G. Cleland. "Dietary n-3 fatty acids and therapy for rheumatoid arthritis." *Seminars in arthritis and rheumatism* Vol. 27. No. 2. WB Saunders, 1997.

18 Clark, Cain CT, et al., "Efficacy of ω-3 supplementation in patients with psoriasis: a meta-analysis of randomized controlled trials." *Clinical rheumatology* 38.4 (2019): pp. 977-988.

19 Gallagher, Hayley, et al., "Dihimo-ɣ-linolenic acid inhibits several key cellular processes associated with atherosclerosis." *Biochimica et Biophysica Acta (BBA)-Molecular Basis of Disease* (2019).

20 Chung BY, Park SY, Jung MJ, Kim HO, Park CW. "Effect of Evening Primrose Oil on Korean Patients With Mild Atopic Dermatitis: A Randomized, Double-Blinded, Placebo-Controlled Clinical Study." *Annals of Dermatology* 2018. 8. vol 30(4): pp. 409-416.

21 Maggie B. covington, et al., "Omega-3 Fatty Acids." *Amerian Family Physician* 2004 Jul 1;70(1): pp. 133-140.

22 Mireille Dardenne, Jean-Marie Pleau "Interactions Between Zinc and Thymulin" *Metal based drug* 1994; 1(2-3): pp. 233-239.

23 Desbonnet, Lieve, et al., "The probiotic Bifidobacteria infantis: an assessment of potential antidepressant properties in the rat." *Journal of psychiatric research* 43.2 (2008): pp. 164-174.

24 "The relationship between serum folate, vitaminB12, and homocysteine levels in major depressive disorder and the timing of improvement with fluoxetine" *International Journal of Neuropsychopharmacology* Volume 8, Issue 4, December (2005): pp. 523-528.

25 "The relationship between serum folate, vitaminB12, and homocysteine levels in major depressive disorder and the timing of improvement with fluoxetine" *International Journal of Neuropsychopharmacology* Volume 8, Issue 4, December (2005): pp. 523-528.

26 Miller AH, Raison CL. "The role of inflammation in depression: from evolutionary imperative to modern treatment target." *Nature Review Immunology* (2016) 16: pp. 22-34.10.1038.

27 AMP as endogenous antibiotics, such as defensin and cethlicidins, inactivate influenza virus Infect Epi, 2006.

28 "Vitamin D and its analogues: Do they protect against

cardiovascular disease in patients with kidney disease?" *Kidney International* 2005;68, pp. 1973-1981.
29 Cantorna MT, Mahon BD "D-hormone and Immune system" *Journal of rheumatology supplement* 2005;76: pp. 11-20.
30 Nair-Shalliker, V., Armstrong, B. K. & Fenech, M. Does vitamin D protect against DNA damage? *Mutation Research* 733, (2012): pp. 50-57.
31 Mantovani, A., Allavena, P., Sica, A. & Balkwill, F. 'Cancer-related inflammation" *Nature* (2008): p. 454, pp. 436-444.
32 Giammanco, M. et al., "Vitamin D in cancer chemoprevention." *Pharmaceutical Biology* 53 (2015): pp.1399-1434.
33 Samuel, S. & Sitrin, M. D. "Vitamin D's role in cell proliferation and differentiation." *Nutrition Reviews* 66, S116-S124 (2008).
34 나은희, 김수영, 조한익 "한국인에서 비타민 D: 성별, 연령, 거주지, 계절에 따른 상태 및 결핍의 유병률" *Laboratory Medicine Online* 2015. 4. Vol. 5, No. 2: pp. 84-91.

2장 질 좋은 수면과 스트레스 관리를 명심하라

1 Wei-Wei Chen, Xia Zhang, and Wen-Juan Huang "Pain control by melatonin : Physiological and pharmacological effect" *Experimental and theratpeutic medicine* 2016.10 ; 12(4), pp. 1963-1968.
2 Cole, Steven W., et al., "Sympathetic nervous system regulation of the tumour microenvironment." *Nature Reviews Cancer* 15.9 (2015): p. 563.
3 Kaptchuk, Ted J., et al., "Sham device v inert pill: randomised controlled trial of two placebo treatments." *British Medical Journal* 332.7538 (2006): pp. 391-397.

4 장동선, 《뇌 속에 또 다른 뇌가 있다》, 아르테, 2017, 315-316쪽.

3장 사방에 퍼져 있는 화학물질을 조심하라

1 Erdem Durmaz, Ali Aşçı, Pınar Erkekoğlu, Sema Akçurin, Belma Koçer Gümüşel, İffet Bircan "Urinary Bisphenol A Levels in Girls with Idiopathic Central Precocious Puberty" *Journal of Clinical Research in Pediatric Endocrinology* 2014;6(1): pp. 16-21.

2 Krajka-Kuźniak V, Baer-Dubowska W. "The effects of tannic acid on cytochrome P450 and phase II enzymes in mouse liver and kidney." *Toxicology Letters* 2003. 7. 20. ;143(2): pp. 209-216. PMID: 12749824.

3 Boyer, James L. "Bile formation and secretion." *Comprehensive physiology* 3.3 (2013): pp. 1035-1078.

4 Boyer, James L., ibid, pp. 1035-1078.

5 Galman C, Angelin B, Rudling M. 'Bile acid synthesisin humans has a rapid diurnal variation that is asynchronous with cholesterol synthesis." *Gastroenterology* 2005;129(5): pp. 1445-1453.

6 Li T, Chiang JY. "Bile acid signaling in metabolic disease and drug therapy." *Pharmacological Reviews* 2014;66(4): pp. 948-983.

7 Morris CJ, Purvis TE, Hu K, Scheer FA. "Circadian misalignment increases cardiovascular disease risk factors in humans." *Proc Natl Acad Sci USA* 2016;113(10):E1402-11.

8 Konturek PC, Brzozowski T, Konturek SJ. "Gut clock:Implication of circadian rhythms in the gastrointestinal tract." *Journal of Physiology and Pharmacology* 2011;62(2): pp. 139-150.

9 Turek FW, Joshu C, Kohsaka A, Lin E, Ivanova G,McDearmon E, Laposky A, Losee-Olson S, Easton A,Jensen DR, and others. 'Obesity and metabolic syndromein circadian Clock mutant mice."

Science 2005;308(5724): pp.1043-1045.

10 Voigt RM, Forsyth CB, Green SJ, Mutlu E, Engen P,Vitaterna MH, Turek FW, Keshavarzian A. "Circadian disorganization alters intestinal microbiota." *PLoS One* 2014;9(5):e97500.

11 Ferrell JM, Chiang JY. "Circadian rhythms in liver metabolism and disease." *Acta Pharm Sin B* 2015;5(2): pp. 113-227.

12 Heather J. Weir, Pallas Yao, Frank K. Huynh, Raymond Laboy, Matthew D. Hirschey, William B. Mair "Dietary Restriction and AMPK Increase Lifespan via Mitochondrial Network and Peroxisome Remodeling" *Cell metabolism* 2017. 10. 26.

13 Daniele Lettieri-Barbato, Stefano Maria Cannata, Viviana Casagrande, Maria Rosa Ciriolo "Time-controlled fasting prevents aging-like mitochondrial changes induced by persistent dietary fat overload in skeletal muscle" *PLoS One* 2018. 5. 9.

4장 꾸준한 운동으로 몸을 가볍게 하라

1 Erickson, K. I., Voss, M. W., Prakash, R. S., Basak, C., Szabo, A., Chaddock, L., et al., "Exercise training increases size of hippocampus and improves memory" *Proceedings of the National Academy of Sciences of the United States of america* 2011. 2. 15 ; 108 (7), pp. 3017-3022.

2 Eriksson, P. S., Perfilieva, E., BjÖrk-Eriksson, T., Alborn, A., Nordberg, C., Peterson, D. A., et al., "Neurogenesis in the adult human hippocampus" *Nature Medicine* 1998. 11., pp. 1313-1317.

3 Moon, H. Y., Becke, A., Berron, D., Becker, B., Sah, N., Benoni, G., et al., "Running-induced systemic cathepsin B secretion is associated with memory function" *Cell Metabolism* 2016.05.25, pp. 332-340.

4 Kirk I. Erickson, Michelle W. Voss, Ruchika Shaurya Prakash, Chandramallika Basak, et al., "Exercise training increases size of hippocampus and improves memory" *Proceedings of the National Academy of Sciences of the United States of America* 2011. 02. 15.;108(7): pp. 3017-3022.

5 Brandt, Claus, and Bente K. Pedersen. "The role of exercise-induced myokines in muscle homeostasis and the defense against chronic diseases." *BioMed Research Internationa*l (2010).

6 Kathleen Mikkelsena, Lily Stojanovskaa, Momir Polenakovicb, Marijan Bosevskic, Vasso Apostolopoulos "Exercise and mental health" *Maturitas* 2017 Dec;106: pp. 48-56.

7 Tanaka H, Dinenno FA, Monahan KD, Clevenger CM, Desouza CA, Seals DR. "Aging, habitual exercise, and dynamic arterial compliance." *Circulation* 2000;102: pp. 1270-1275.

8 Katzmarzyk PT, Church TS, Craig CL, Bouchard C. "Sitting time and mortality from all causes, cardiovascular disease, and cancer." *Medicine & Science in Sports & Exercise* 2009 May 1;41(5): pp. 998-1005.